図解でわか

自律神経で
やせる！若返る！
ストレスに
強くなる！

順天堂大学医学部教授
小林弘幸
さかえクリニック院長・医学博士
末武信宏 監修

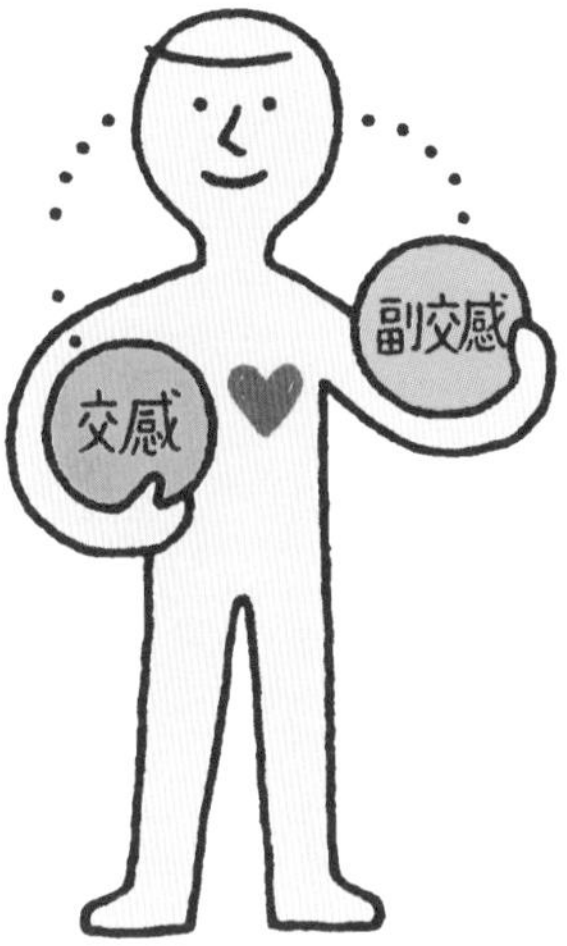

三笠書房

なんだか心と体がスッキリしない！そんなに食べてないのになぜか太る！

その体質がラク～に変わる！カギは「自律神経」にある！

「あー、疲れた」「何だか体が重いな」

「あれ、最近、太りやすいかも」……こんなふうに感じていませんか？

他にも肩こり、腰痛、めまい、耳鳴り、頭痛、便秘、不眠、冷えやむくみなど、いわゆる「不調」に悩むことはありませんか？

私は長年、医師として様々な不調を訴える人々の治療に取り組ん

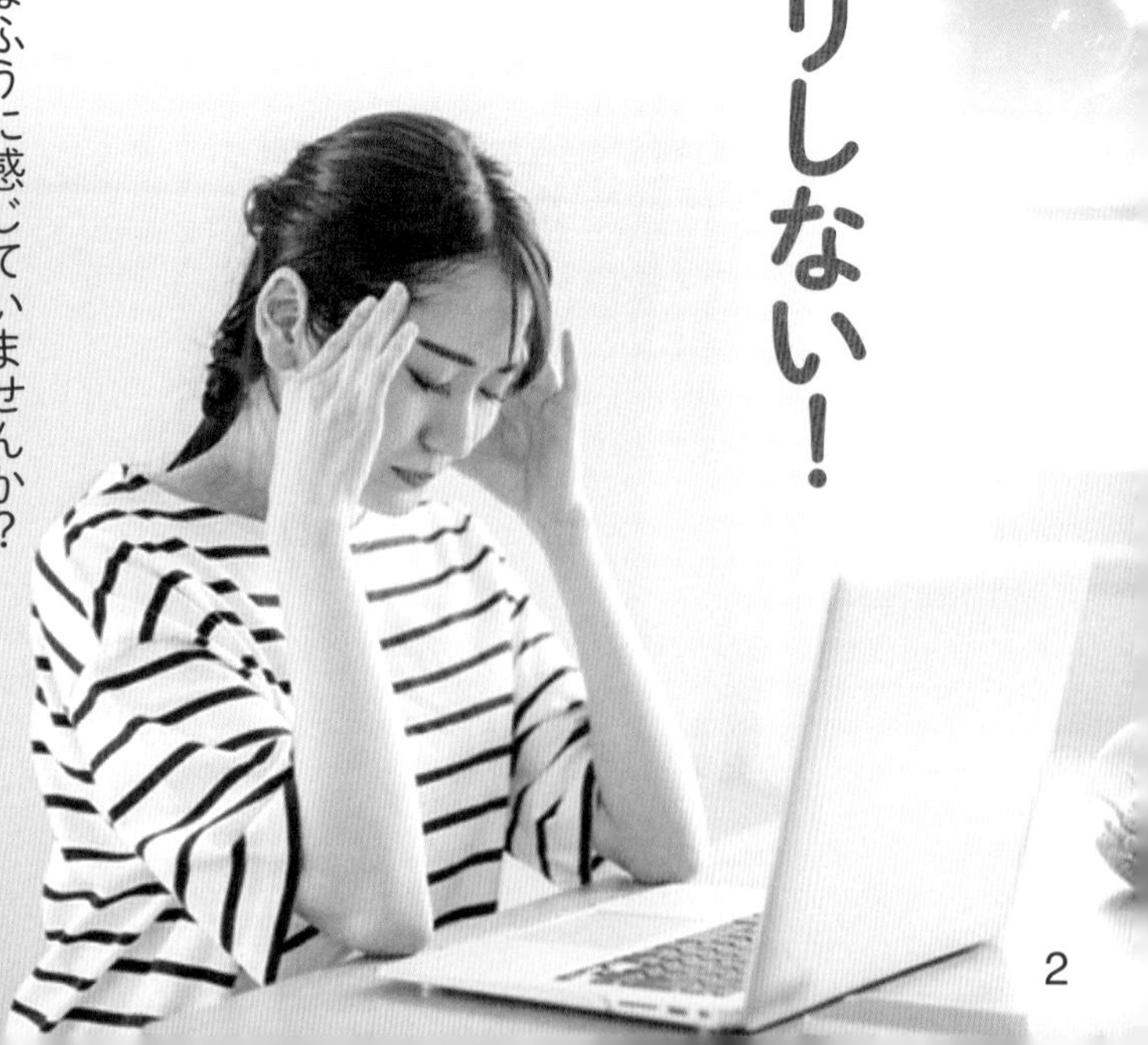

できました。そして、この不調の原因のカギを握るのが**「自律神経」**にあるということを突き止めたのです。

自律神経とは、体じゅうに張りめぐらされている**「末梢《まっしょう》神経」**の**一種。人体のすべての内臓の働き、血管の拡張・収縮、代謝をコントロールしています。**緊張してドキドキしたり、寒いところに急に行くと鳥肌が立ったりする体の現象も、すべて自律神経が引き起こしています。

この自律神経が何らかの理由で乱れると、冒頭に挙げたような様々な不調を引き起こすのです。

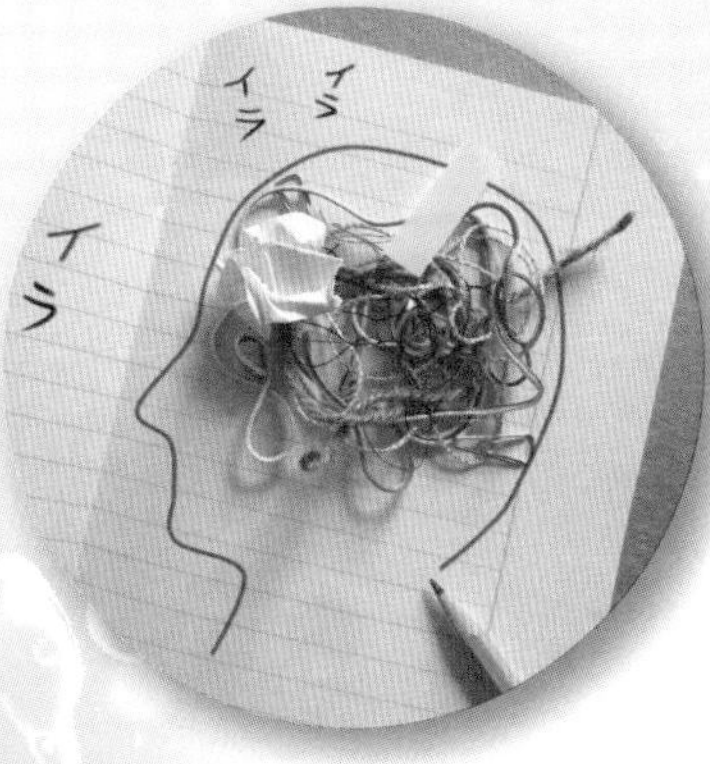

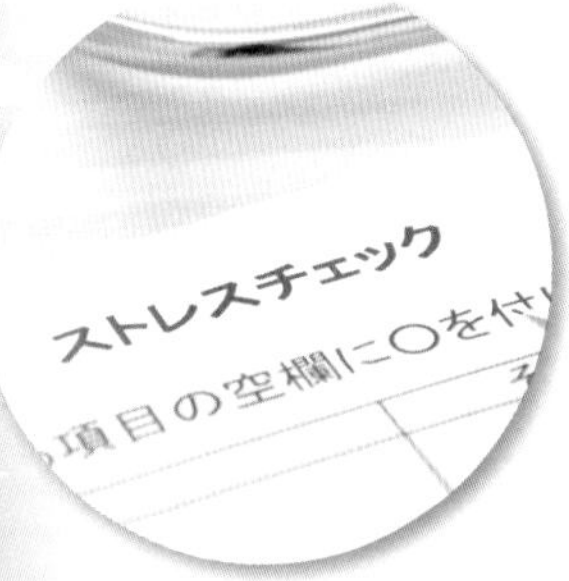

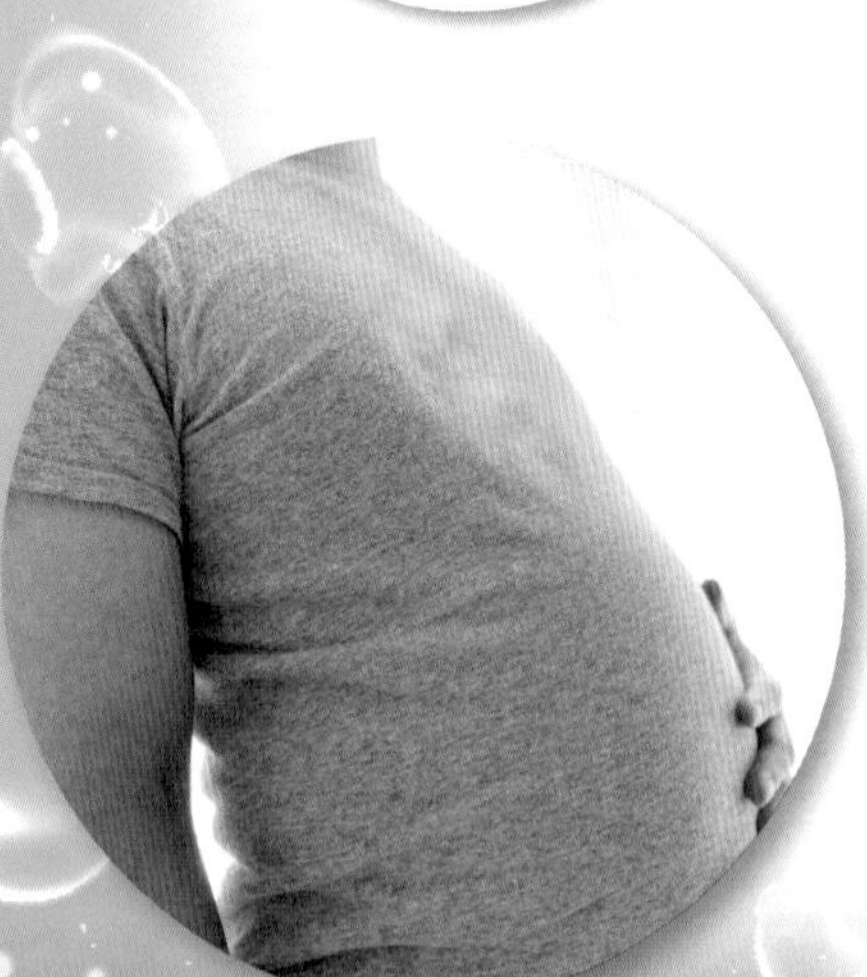

「健康な人」「若々しい人」「成功者」といわれるような人ほど自律神経が高いレベルで整っている！

私はスポーツドクターとしても多くのトップアスリートを指導しています。中には、残念ながら本番で本来の実力を発揮できない人も、たくさん見てきました。

プロスポーツに限らず、緊張やプレッシャーから失敗してしまうと、「心が弱いせい」「あがり性だから」などと、メンタルの弱さが原因とされてきましたが、そうではありません。

緊張で心拍数が上がったり、頭に血がのぼって冷静さを欠いたり

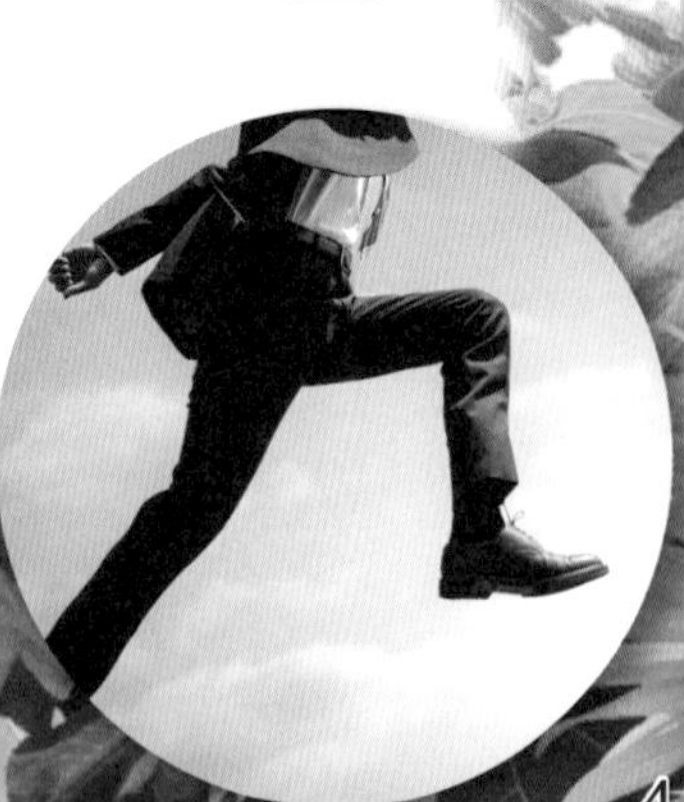

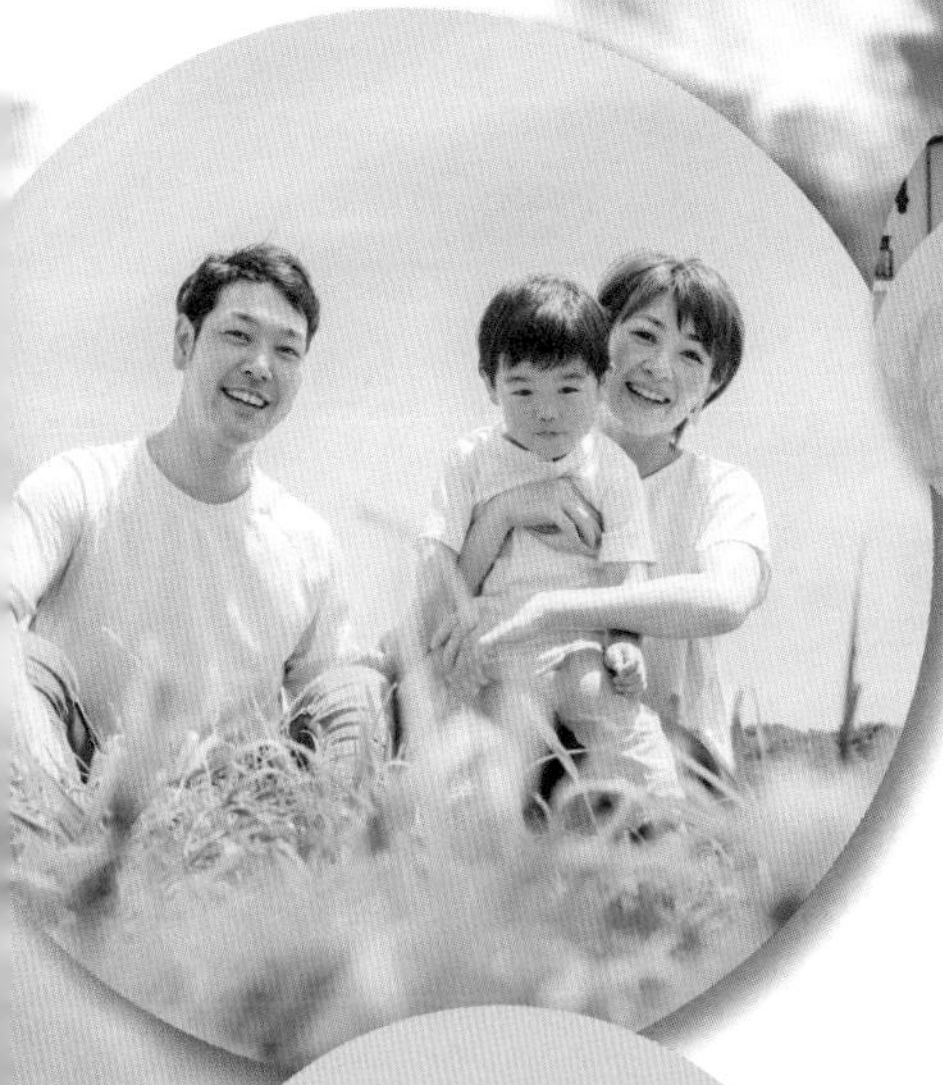

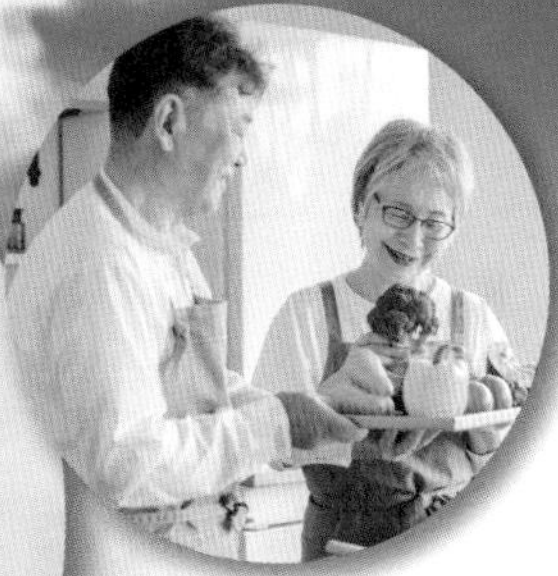

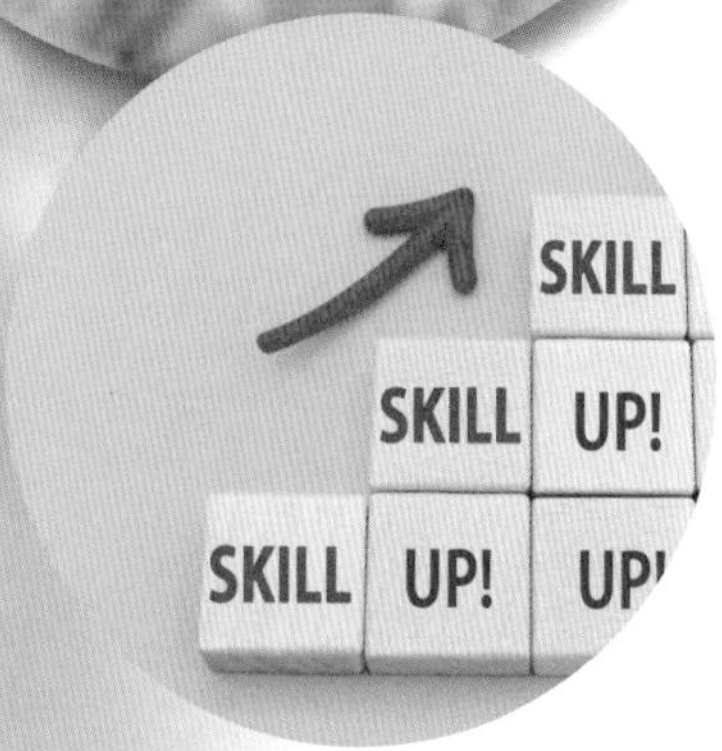

——こうした現象はすべて「自律神経」が引き起こしているのです。

ならば自律神経をコントロールすれば、高いパフォーマンスを発揮できるはずと、これまで長年検証を重ね、実際に多くの方に指導してその効果を確認しています。

心と体の能力＝パフォーマンスのよし悪し、平常心のあるなしも、自律神経がダイレクトに影響しています。

健康になるにも、思う存分実力を発揮するにも、自律神経を整えることが大切なのです。

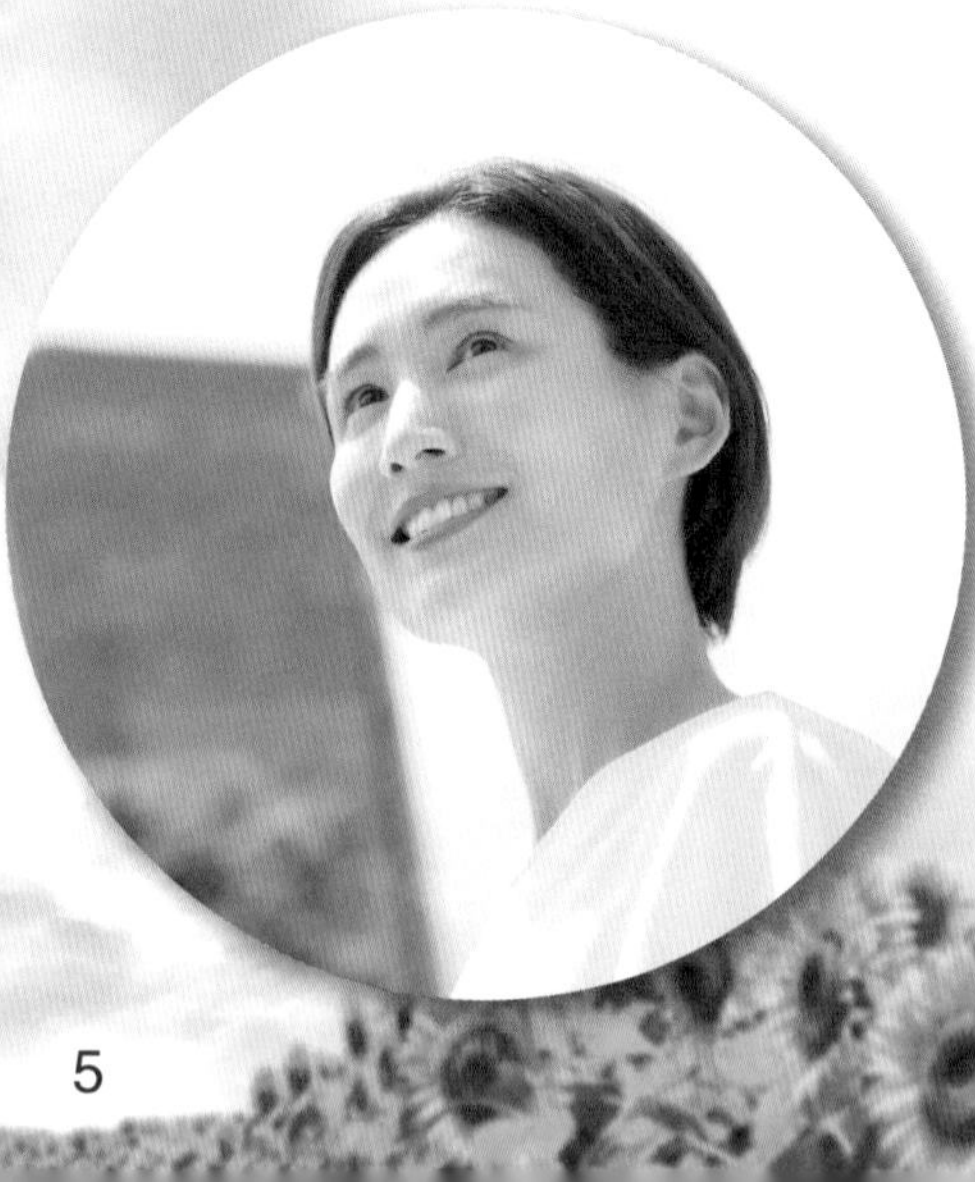

瞬時に自律神経を整える「自律神経トレーニング」

世界初！　医学的根拠（エビデンス）のある最強の方法！

自律神経のバランスを整えるための「基本」は、生活習慣を整えること（Ｐａｒｔ４でもご紹介します）。それらの習慣を少しずつでも取り入れることで、あなたの体と心が確実に健康になっていくでしょう。

しかし、たとえば「充分な睡眠時間を確保するべき」と言われても、すぐには実行できない人もいるでしょう。

「自律神経を整えるには、何をしたらいいですか？」とこれまで多くの人に聞かれました。規則正しい生活、三食きちんと取って、タバコは厳禁。飲み過ぎも控えましょう……といったお話をしてきたのですが、「より効果的に自律神経を整える方法はないだろうか」と、私自身、模索していました。

そんな発想のもと、アンチエイジング医療専門医でプロトレーナーの末武信宏《すえたけのぶひろ》先生と一緒に考案したのが、本書のPart3でご紹介する「自律神経トレーニング」です。

「本当に自律神経レベルが上がるのか」「血流はよくなるのか」「腸を活性化できるのか」……という実験、検証を繰り返し、さらに、機能解剖学、運動生理学的アプローチも加えました。

本当に効果があると実証されたものだけを、ギュッと短時間に凝縮しています。どのトレーニングも、「ムダのない動き」に考案されています。

たった3分でも、効き目は抜群です！

今の不安な時代、だれもが、体も心も健康に、人生を豊かに、前向きに輝いてほしい！

本書がそのお役に当てれば、何よりの幸せです。

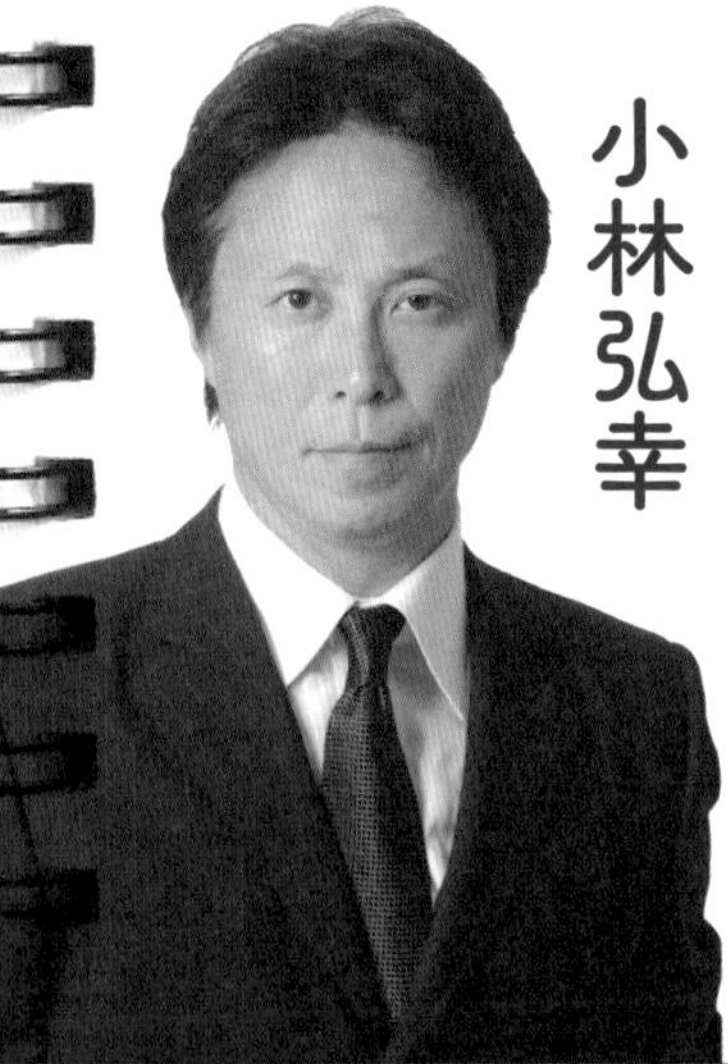

小林弘幸

自律神経を整える３つの基本！

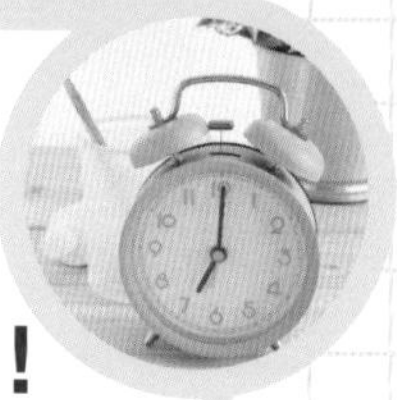

1. 生活リズムを整える！
2. ストレスと上手につき合う！
3. 適度な運動！

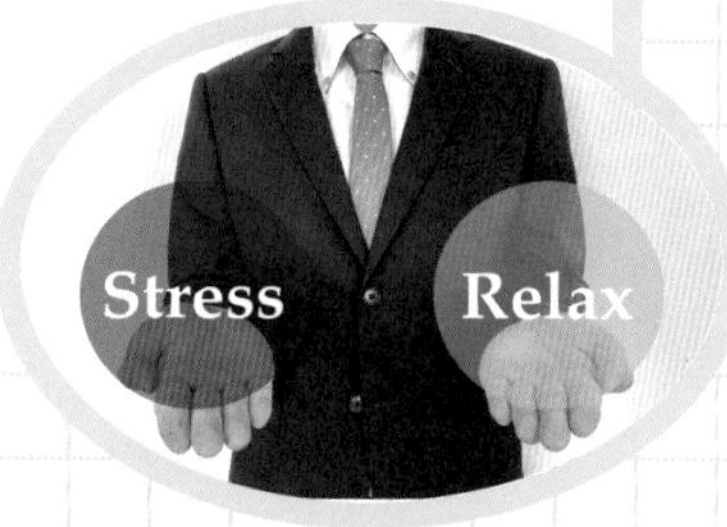

運動には、本書Part3で紹介する「自律神経トレーニング」がおすすめです！

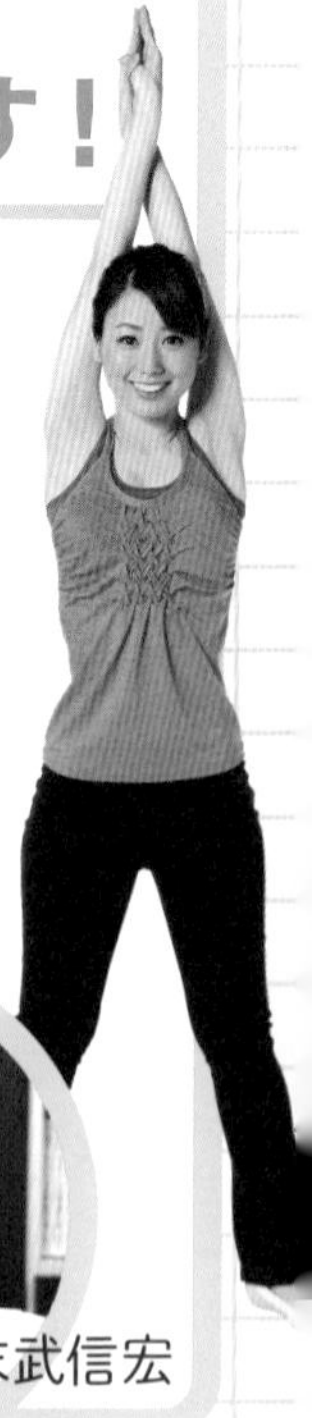

- その効果を数値にして分析
- 人体にとって最も効果的な動きを解剖学や人体力学の観点から追求
- 運動とは無縁の人、高齢者、子どもでも、ラクに続けることができ、効果があることは、数多くの実証試験で証明済み

筋肉の強化やストレッチだけではなく、自律神経に注目してつくられた世界初のトレーニング!

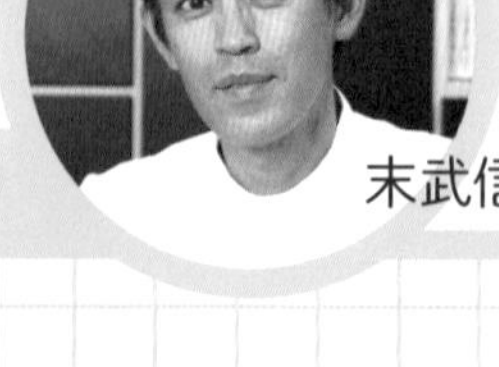
末武信宏

ぜひ、毎日の習慣に取り入れてください！

Contents

Part 1

今、知っておきたい「医学の新常識」！

「体と心の健康」は自律神経で決まる！

Part 2

自律神経が整うと「いいこと」ばかりが起こる！

「なんだか体調が悪い」もあきらめなくていい！

Part 3

世界初！　医学的根拠《エビデンス》のある最強の方法！

全身の血流がよくなり力がみなぎる「自律神経トレーニング」

Part 4

「えっ⁉ こんなに簡単でいいの？」

自律神経を整える生活習慣・ストレス対策

エクササイズモデル：松永祐
本文DTP：株式会社ウエイド
本文扉イラスト：江口修平

Part 1

今、知っておきたい「医学の新常識」！

「体と心の健康」は自律神経で決まる！

1 自律神経の主な守備範囲は「内臓」や「血管」

24時間生命《いのち》を守る働き者！

突然ですが、あなたは自分の思った通りに体温を上げたり下げたりできますか？　胃腸の働きをよくしたり悪くしたりできますか？

答えは当然「ＮＯ」ですね。人が眠っている間も24時間休みなく、呼吸や代謝、体温などを制御《コントロール》して生命を維持してくれているのが自律神経です。

自律神経は、同じ末梢《まつしょう》神経である「体性神経」と違い、**自分の意思とは関係なく働いています。**

自律神経の働きが安定していれば血管の収縮・拡張もスムーズで、細胞のすみずみまで血液が行き渡ります。血液を通して栄養充分な内臓は、イキイキと働いてくれます。消化・吸収もスムーズになり、栄養をよく吸収できるようになります。排出しなければならない老廃物もよく排出されるようになります。すると、血液の質も高まり細胞も内臓もさらに元気になっていきます。

このように自律神経が整っていると、病気にもかかりにくくなりますし、疲れも感じにくくなります。余分な脂肪をため込むこともないので健康的な体型を維持することができます。精神的にもイライラすることなく、穏やかでいられます。

これこそが真に「健康」な状態といえるのです。

血液がよくなって、細胞からイキイキ元気に！

コントロール可

体性神経

自分の意思で各器官を
動かす神経

運動や感覚

コントロール不可

自律神経

自分の意思に関係なく
機能を調整する神経

内臓や血管

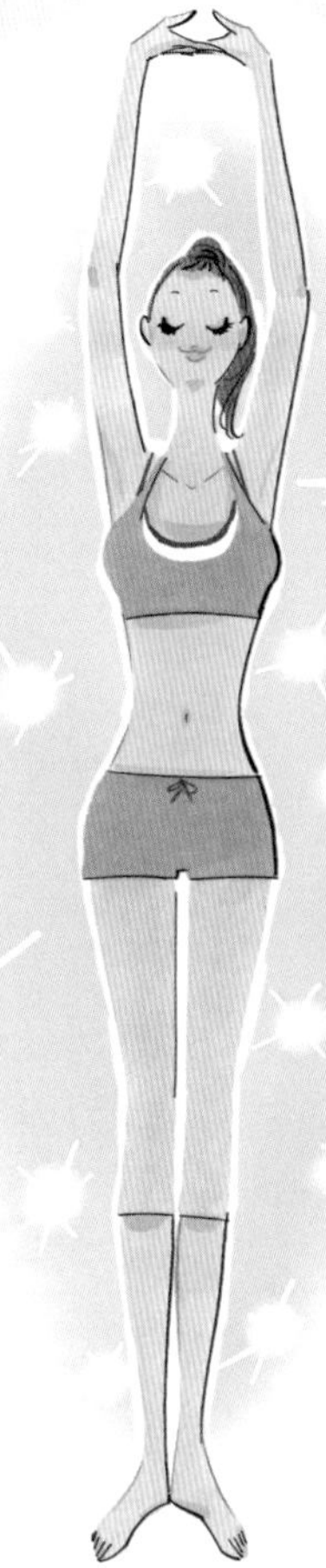

自律神経が整っている
↓
血流がよくなる
↓
細胞1つひとつに
栄養が行き渡る
↓
●腸内環境が整い
やせやすくなる
●ぐっすり眠れる
●パフォーマンスが
発揮できる……
●他にも免疫力アップ、
不調の改善
↓
プラスのスパイラル

自律神経が乱れている
↓
血流が滞《とどこお》る
↓
細胞1つひとつに
栄養が行かない
↓
●太る
●便秘
●不眠
●冷え・むくみ
●老化が進む
↓
負のスパイラル

2 アクセルとブレーキの関係！「交感神経」と「副交感神経」

上手に切り替えながら、心身をコントロール

自律神経は、**「交感《こうかん》神経」**と**「副交感《ふくこうかん》神経」**という2つの神経に大きく分けられます。**交感神経は、車でたとえるなら「アクセル役」**。交感神経が高まると、心拍が速くなったり、血圧が上昇。体は緊張・興奮モードに入ります。一方の**副交感神経は、「ブレーキ役」**。副交感神経が高まると、心拍はゆっくりになって血圧も降下。体はゆったりと落ち着き、リラックスモードに入るのです。

車はアクセルだけでは暴走してしまいますし、ブレーキだけでは動きませんね。人間もこの正反対の性質を持つ2つの神経が上手に働くことによって、活動するときには活動し、リラックスするときにはリラックスするという、**メリハリある健康的な生活リズムを刻むことができる**のです。このバランスがくずれると様々な不調が現れます。

たとえば、交感神経優位の状態が続くと、体も心も常に緊張を強《し》いられて疲れてしまいます。この状態が続けば、血管が傷ついたり免疫力が落ちたり。パニック障害など心の病にかかることもあります。かといって、副交感神経が優位な状態が続くと、ブレーキだけの車に乗るようなもの。やる気が起きず、うつ状態になることもあり得ます。

交感神経と副交感神経「正反対の役割」

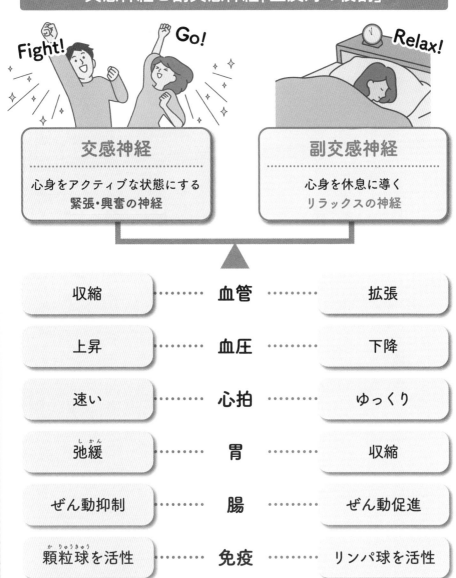

交感神経

心身をアクティブな状態にする
緊張・興奮の神経

副交感神経

心身を休息に導く
リラックスの神経

交感神経		副交感神経
収縮	**血管**	拡張
上昇	**血圧**	下降
速い	**心拍**	ゆっくり
弛緩《しかん》	**胃**	収縮
ぜん動抑制	**腸**	ぜん動促進
顆粒球《かりゅうきゅう》を活性	**免疫**	リンパ球を活性

交感神経と副交感神経のバランスが大事！

3 交感神経と副交感神経の理想のバランスは「1：1」

「どちらも高い活動レベルを維持」できれば最強！

交感神経と副交感神経は、**時間帯や外からの刺激で、高まったり低くなったりする性質を持っています。**片方が高くなればもう一方は自然に抑制され、まるでシーソーのようにバランスを取っているのです。一日を通して必ずどちらか一方が優位になっています。

理想的な自律神経のバランスは、**「昼はエンジン役の交感神経が、夜はブレーキ役の副交感神経が、両方とも同じくらいのレベルで、片方がやや優位」**という状態。次頁図上のような自律神経バランスなら、交感神経と副交感神経が高まる度合いもゆるやかなので、入れ替わりもスムーズ。日中に急な眠気に襲われたりすることもなく、**体も心も自然なリズムで、一日を快適に過ごすことができます。**体はイキイキと健康に。集中力やひらめき力が上がり、パフォーマンスも高まるでしょう。

一方で、次頁図中のように、どちらかが過剰に高く、交感神経と副交感神経のレベルの幅が一定でないアンバランスな状態になると、上がり下がりの度合いが急激で、入れ替わりも強烈。**エンジン全開→急ブレーキを繰り返すようなもので、心と体へ大きな負担を強いることになります。**

「自律神経が乱れている」とは？

理想的な自律神経のリズム

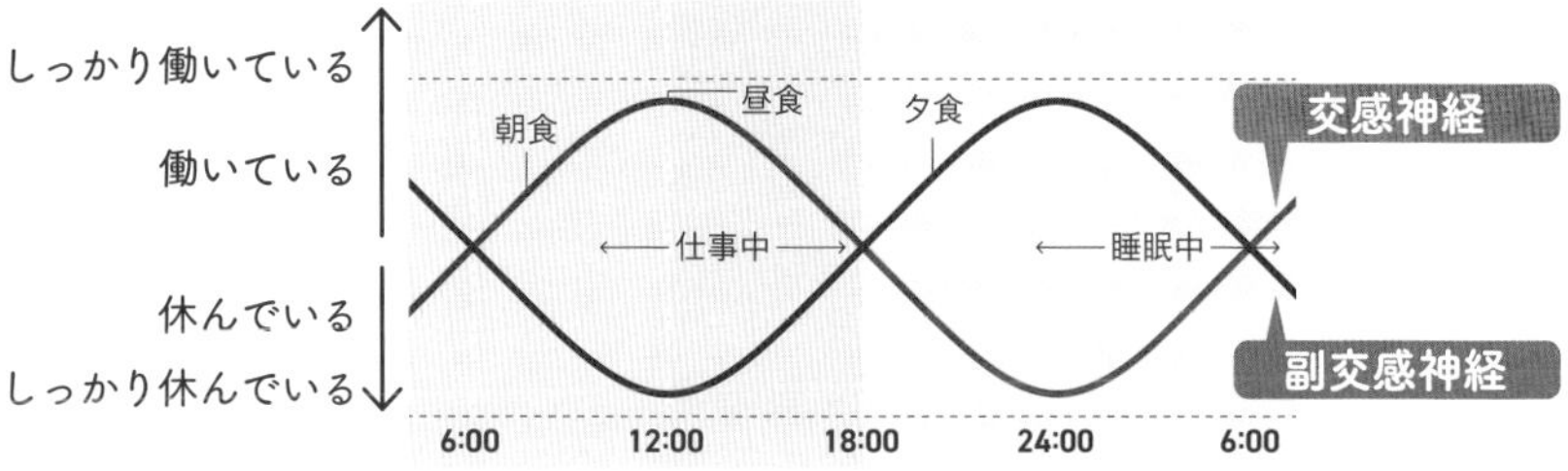

現代人に多い乱れた自律神経のリズム

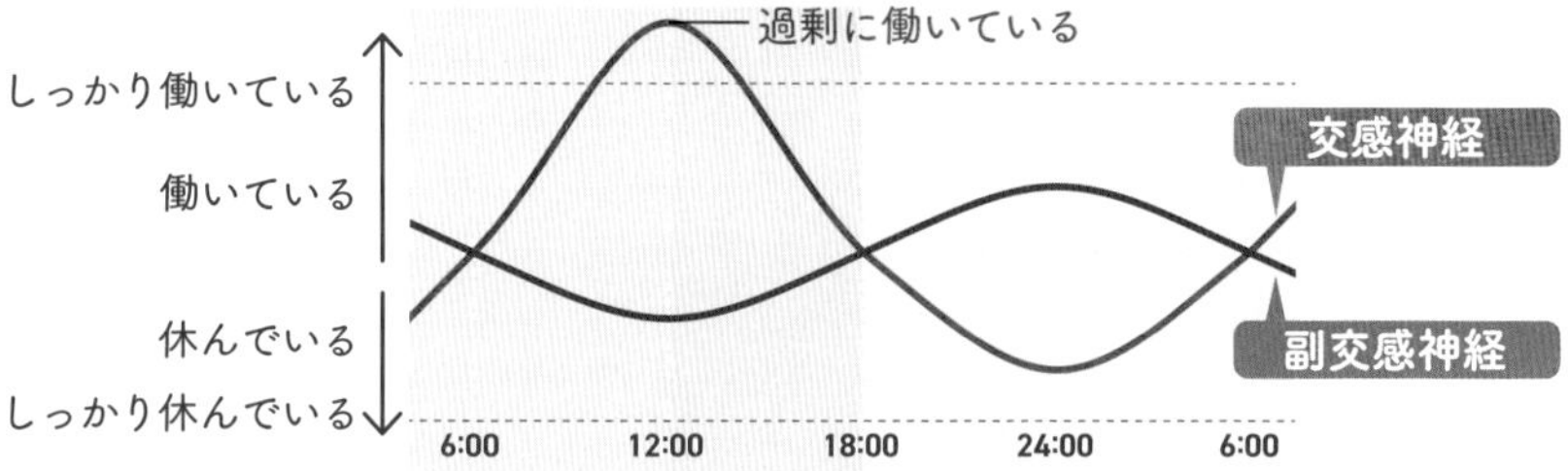

交感神経が日中に高まり過ぎて自律神経のバランスが乱れる。
ストレスや生活習慣の乱れで副交感神経の働きも低い

理想のバランスは、1：1

交感神経が高い
アクセル全開状態

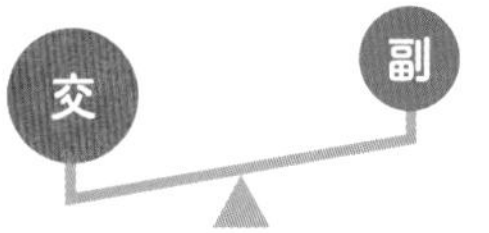

呼吸が浅く、血流が低下した、血圧上昇状態。これが続けば、体も心もヘトヘトに！

バランスの
よい状態

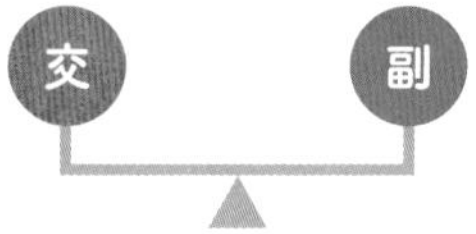

両方とも活動レベルが高く、均等。適度な興奮とリラックスで、体も心も安定する

副交感神経が高い
エンスト状態

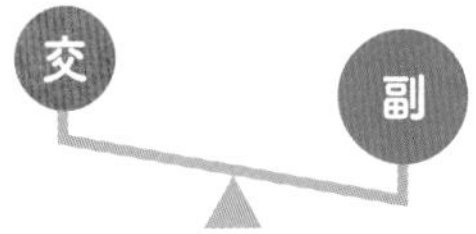

ブレーキしかついていない車のようなもの。やる気が起きず、クヨクヨしがち。うつ病のリスク大

4 ショック！ 副交感神経は加齢とともに低下する！

現代人は「副交感神経を上げること」を意識すればいい

ストレスや不規則な生活、暴飲暴食、過労、睡眠不足、喫煙や深酒……。これらはすべて、自律神経の大敵です。不平不満、愚痴《ぐち》、怒り、イライラ、ねたみ、そねみ、あせり……。そういう**ネガティブな感情**もやはり、自律神経の大敵です。

時間に追われ、常にストレスにさらされている私たち現代人は、**交感神経が過剰に優位になり、副交感神経が上がりにくくなっています。**

さらに、驚くべきことに、**女性は40歳、男性は30歳をメドに「副交感神経」の働きがガクンと下がる**ことがわかっています。

交感神経優位な状態が続くなど自律神経のバランスが乱れると体の機能も乱れて、**食べたものの代謝が滞り、脂肪としてため込まれやすくなります。これが太りやすくなる原因です**。常に緊張状態が続けば体力の消耗も大きく、疲れも抜けにくくなるでしょう。そういった積み重ねが、やがて病気や老化につながっていくのです。

つまり、私たち現代人がスマートな体型を維持しながら、健康で自分の実力を発揮できる体になるには、**意識して副交感神経を上げることが、重要なカギ**なのです。

自律神経を乱す主な原因

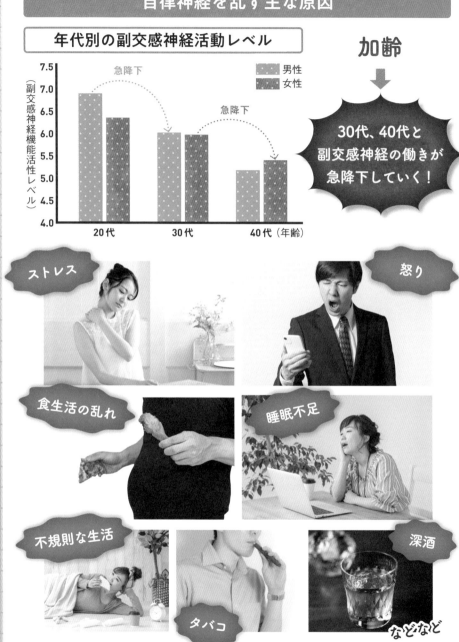

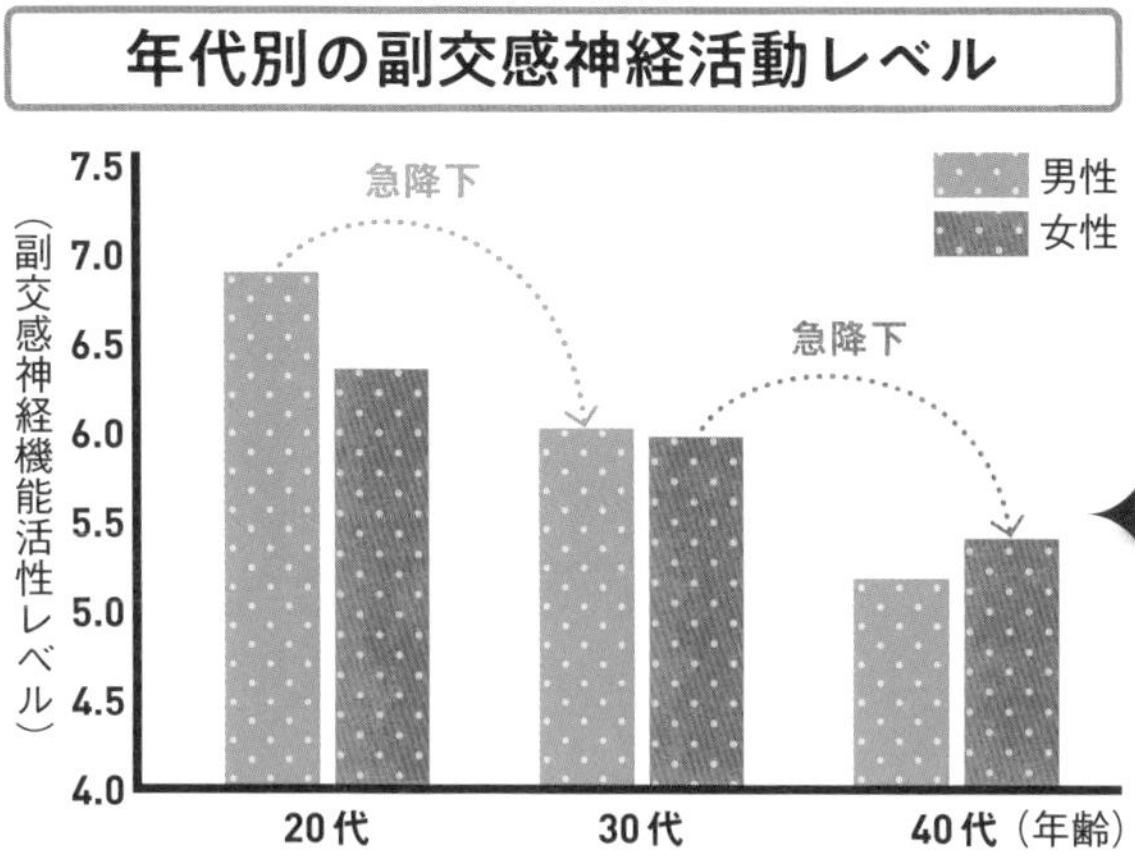

加齢

30代、40代と
副交感神経の働きが
急降下していく！

5

「ゆっくり動く」と副交感神経が今すぐ高まる！

「1秒の動きを2秒かけて」やってみよう！

加齢は誰しも防ぐことはできません。しかし、副交感神経の働きを高め、交感神経に傾きがちな自律神経のバランスを日頃から整えることは可能です。詳しくご説明する前に、「今すぐ！」できる、とっておきの方法をご紹介しましょう。

それは**「ゆっくり動く」**こと。人は、「ゆっくり動く」ことを意識するだけで、呼吸も自然に深くなり、落ち着いていきます。すると、乱れていた自律神経のバランス、とりわけ、**下がっていた「副交感神経」の働きがリカバリーされます**。その結果、滞っていた血流がよくなり、内臓の動きも活発になります。さらに、心は平常心を取り戻し、判断力や直感力などの体と心の能力も高くなってくる……。こんなふうに、「ゆっくり動く」だけで、様々な変化を実感することができるでしょう。

特に、イライラしているとき、あせっているとき、不安なときほど意識的にゆっくり動くように心がけましょう。ゆっくり手を動かす、ゆっくり歩く、ゆっくり話す……**1秒の動きを2秒かけて行なう**くらいの気持ちで充分です。ぜひ、試してみてください。

やってみよう！　即効・副交感神経アップ法！

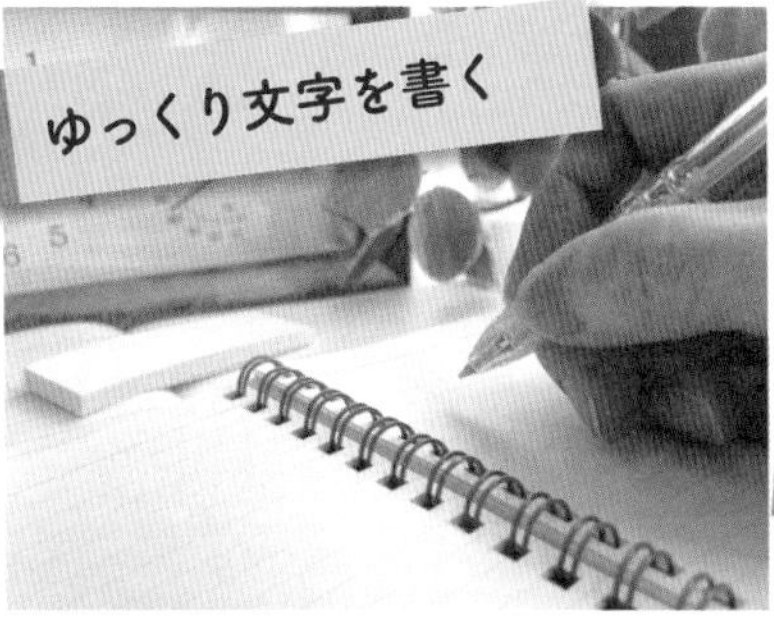

ゆっくり文字を書く

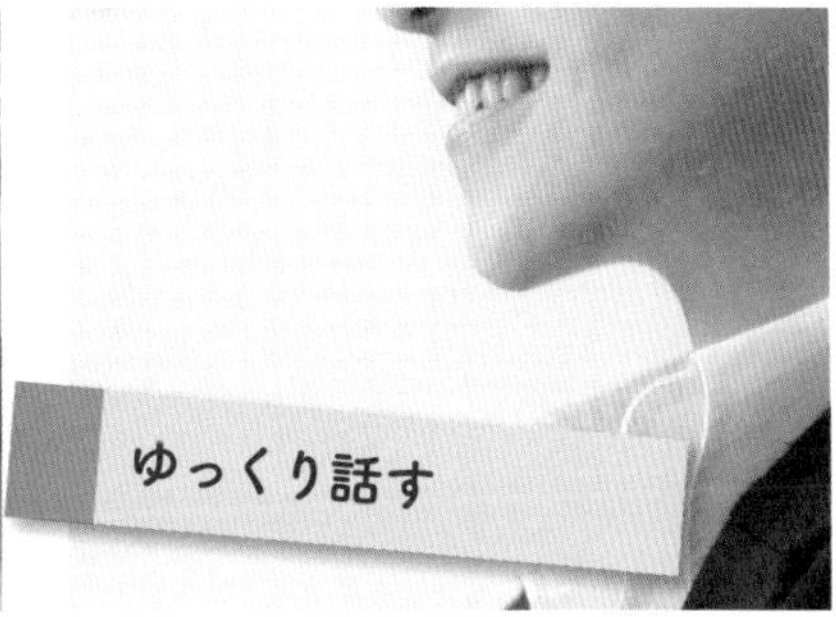

ゆっくり話す

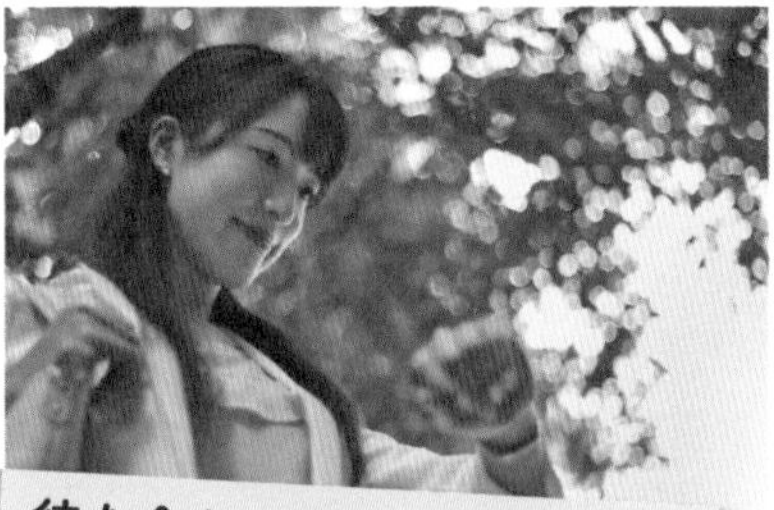

待ち合わせ10～15分前に
着くように行動する

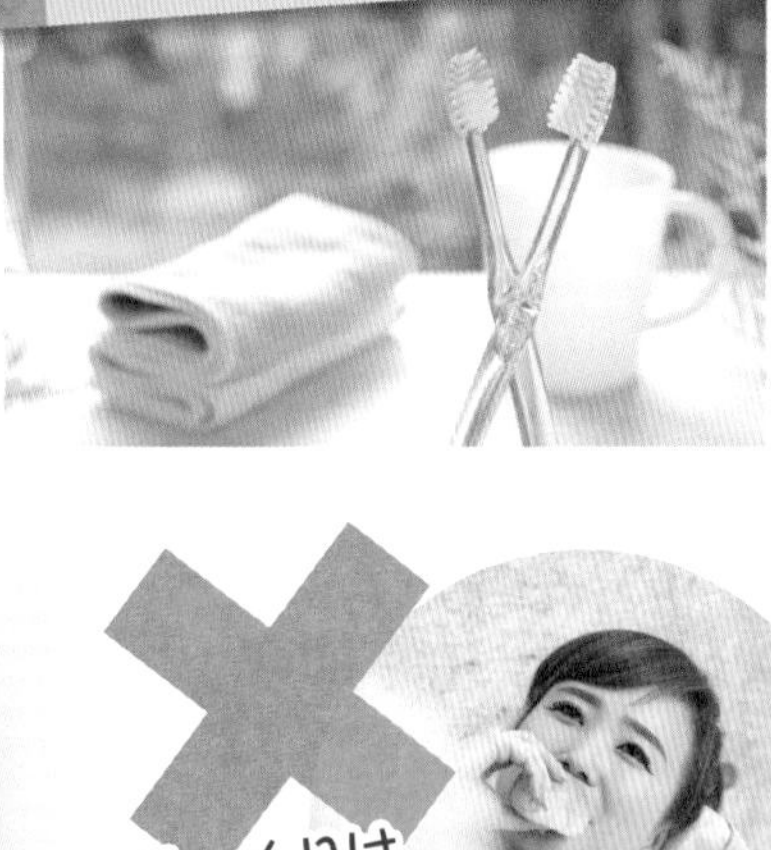

朝、いつもより30分早く起きて
ゆっくり朝の準備をする

反対に、やる気がないときは……

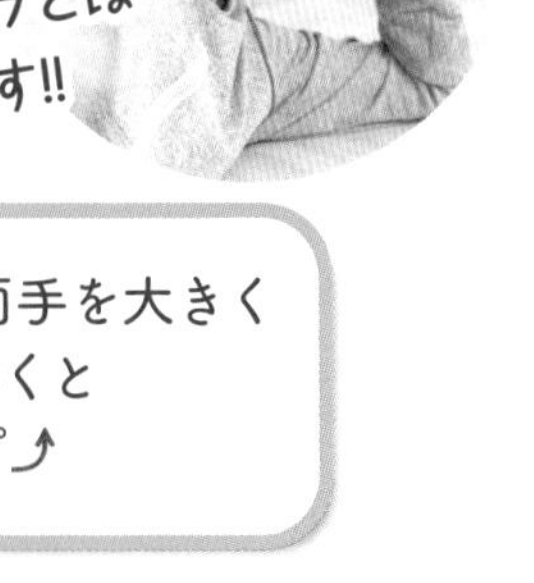

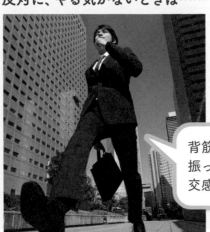

ゆっくりは
ダラダラとは
違います!!

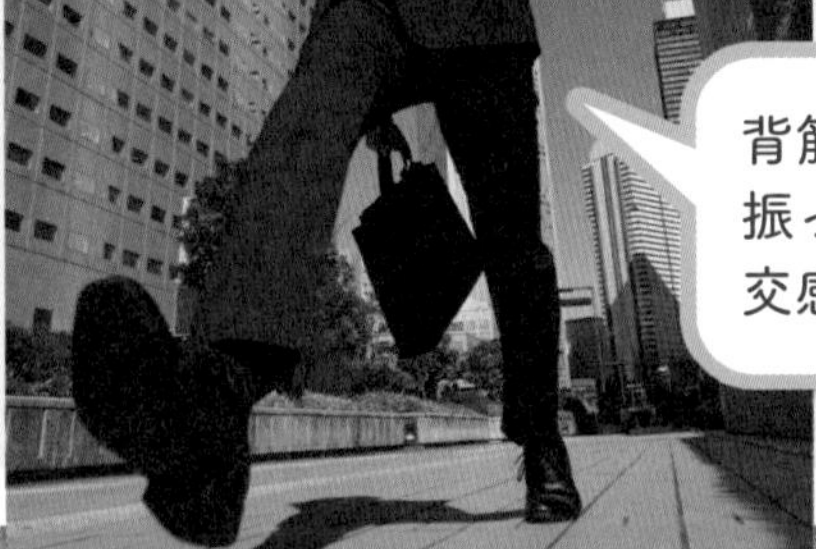

背筋を伸ばして両手を大きく
振ってササッと歩くと
交感神経がアップ⤴

6 自律神経は、なぜストレスの影響を受けやすいのか？

過度のストレスは、動脈硬化《どうみゃくこうか》、心筋梗塞《しんきんこうそく》、がんなどを引き起こす

過度なストレスが私たちの心身の健康を損なうということはみなさんご存じだと思います。心と体は互いに密接に関係しています。

それでは、ストレスを受けたとき体の中では何が起こっているのでしょうか。

脳の**「視床下部《ししょうかぶ》」**というところは、①**「自律神経系」**、②ホルモン分泌を司る**「内分泌系」**、③外部から進入する異物から守る**「免疫系」**の3つのバランスを取りながら健康を維持しています。

ストレスを受けると、視床下部が反応して、抗ストレスホルモンと呼ばれるホルモンを分泌して、ストレスに対応できるように備えます。これはとても大切な「防御機構」ですが、ストレスが長期にわたると、先ほどの3つのバランスが崩れて、心身に様々な影響が現われるのです。**自律神経系でいえば、交感神経が優位な状態が続き、頭痛、肩こり、動悸《どうき》、息苦しさ、便秘、下痢、倦怠感《けんたいかん》、冷え、イライラ、不安、集中力の低下など様々な不調が起こります。**また、ホルモンの分泌バランスが崩れたり、免疫の働きが弱まったりします。

過度なストレスは、動脈硬化、心筋梗塞、がんなど重大な病気につながる危険もあります。

ストレス発生！　そのとき体の中では…

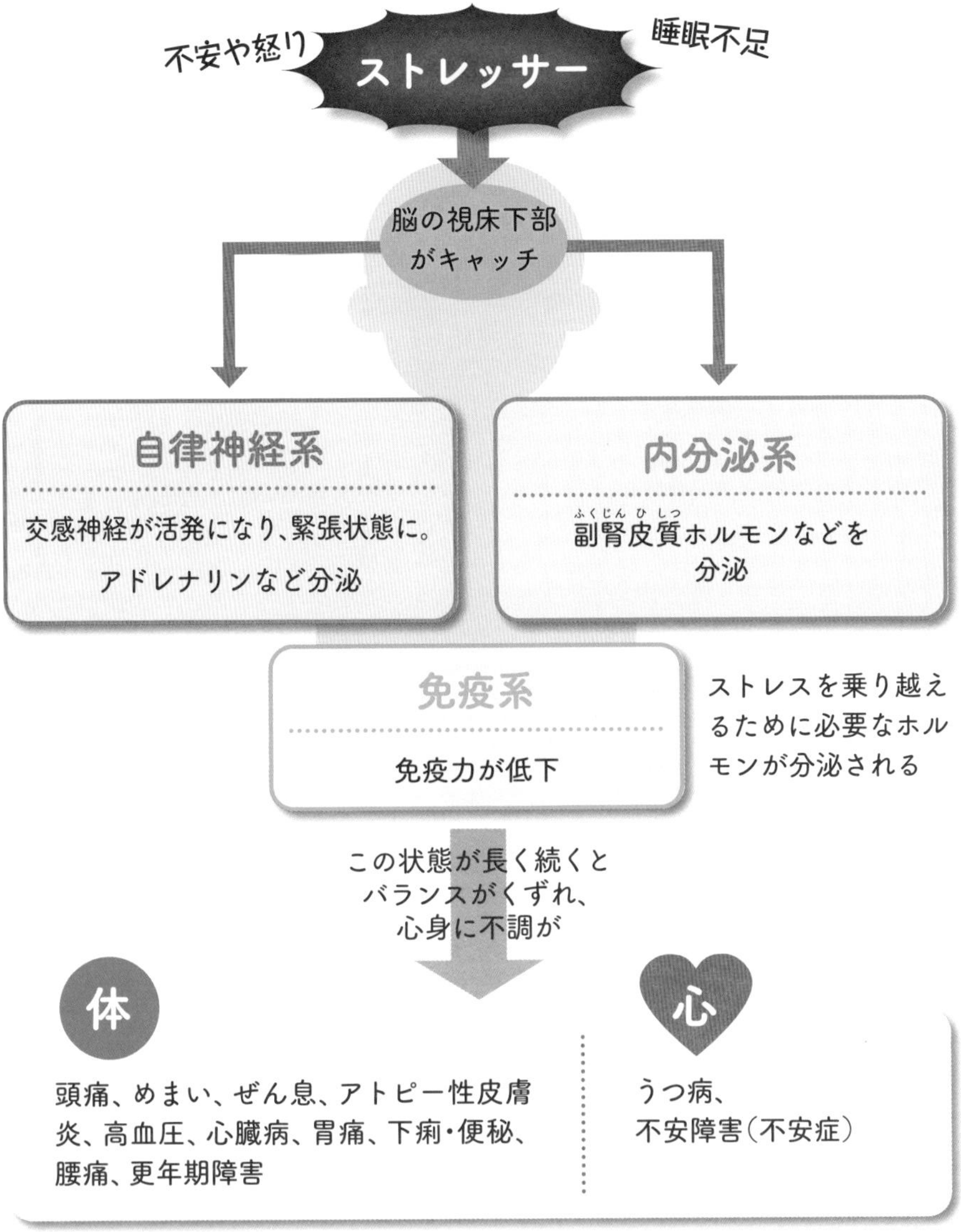

自律神経失調症とは……過度なストレスにより、自律神経のバランスがくずれ、体の器官がうまく働かなくなり、様々な症状が現れる病気

7 イライラしたときは、「1：2呼吸法」でリセット！

「呼吸が浅い」は交感神経が高まっているサイン

人はストレスを感じると交感神経が高まり、気づかないうちに呼吸が浅くなります。一方で、**深くゆっくりとした呼吸には、副交感神経の働きを高める効果があります**。

特に、長く吐くことを意識しながら、ゆっくり呼吸すると肺にたっぷり酸素が入ります。すると血管が広がって血圧が下がり、全身の血流が改善し、心身がリラックスした状態になります。

みなさんも、今、この場所で、ゆっくりと「ふーっ」と深呼吸をしてみてください。

そのときにおすすめなのが、「吸う」と「吐く」を「1：2」の割合で行う **「1：2呼吸法」** です。

まず鼻から3～4秒息を吸ったら、今度は口をすぼめ、6～8秒かけて細く長く、ゆっくり息を吐き出します。前述したように、自律神経がコントロールしている血流や内臓の動きは、自分の意思では思いどおりに動かすことはできません。しかし、**唯一〝意識的〟に行なえるもの。それが呼吸です**。大事なのは **「意識すること」**。呼吸を意識する、細胞にいい血液が流れているところをイメージする。**そうした意識とイメージが、自律神経を上手にコントロールする秘訣です。**

肺にたっぷり酸素が入るだけで自律神経は安定する！

1：2呼吸法

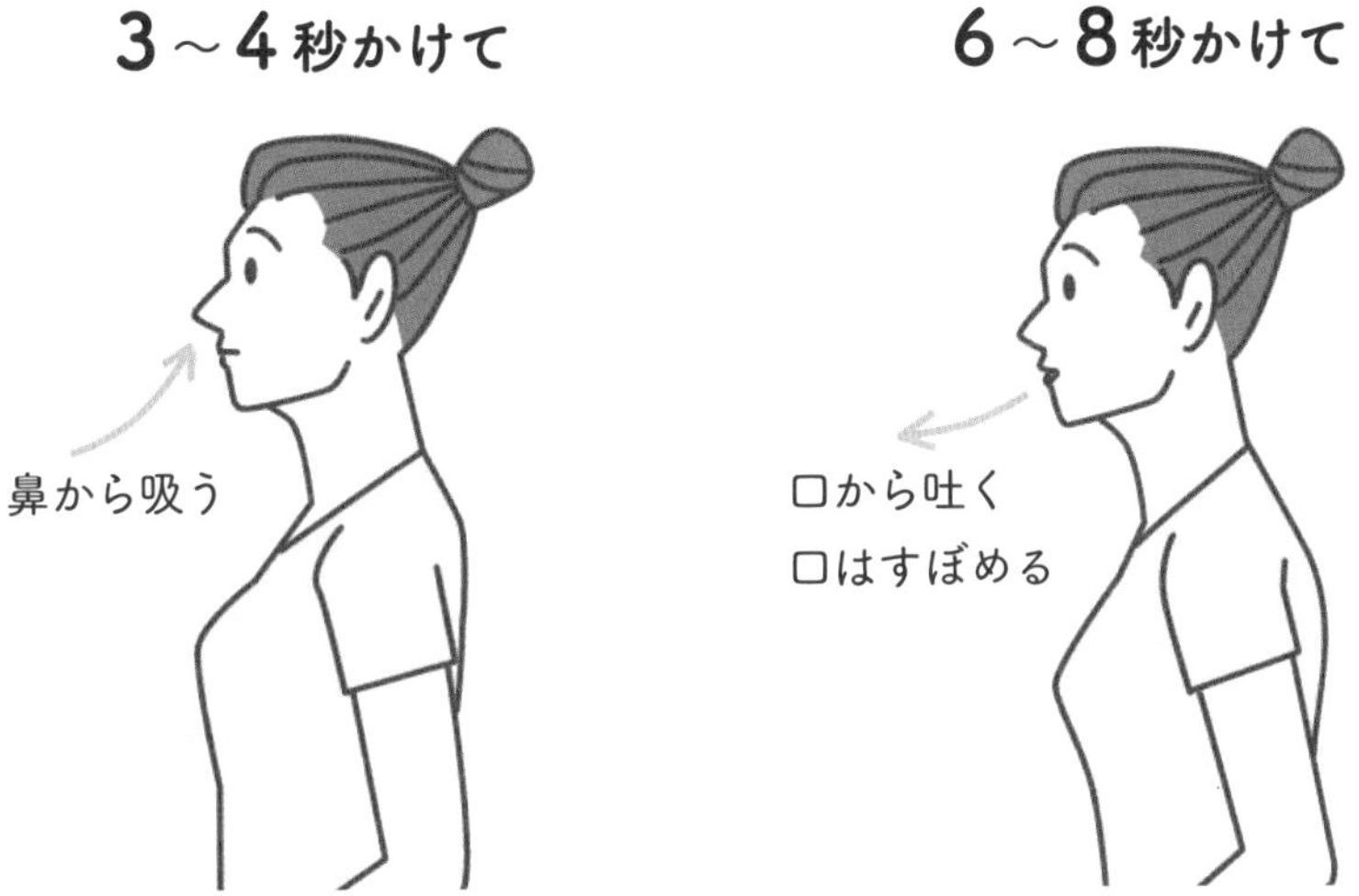
3～4秒かけて
鼻から吸う
6～8秒かけて
口から吐く
口はすぼめる

こんなとき、呼吸が浅くなっています！

- [ ] イライラしているとき
- [ ] 怒っているとき
- [ ] 落ち込んでいるとき
- [ ] 緊張しているとき
- [ ] 眠れないとき
- [ ] 不安なとき

…etc

大切なのは
イメージすること！

「流れがよくなっている」
とイメージしましょう

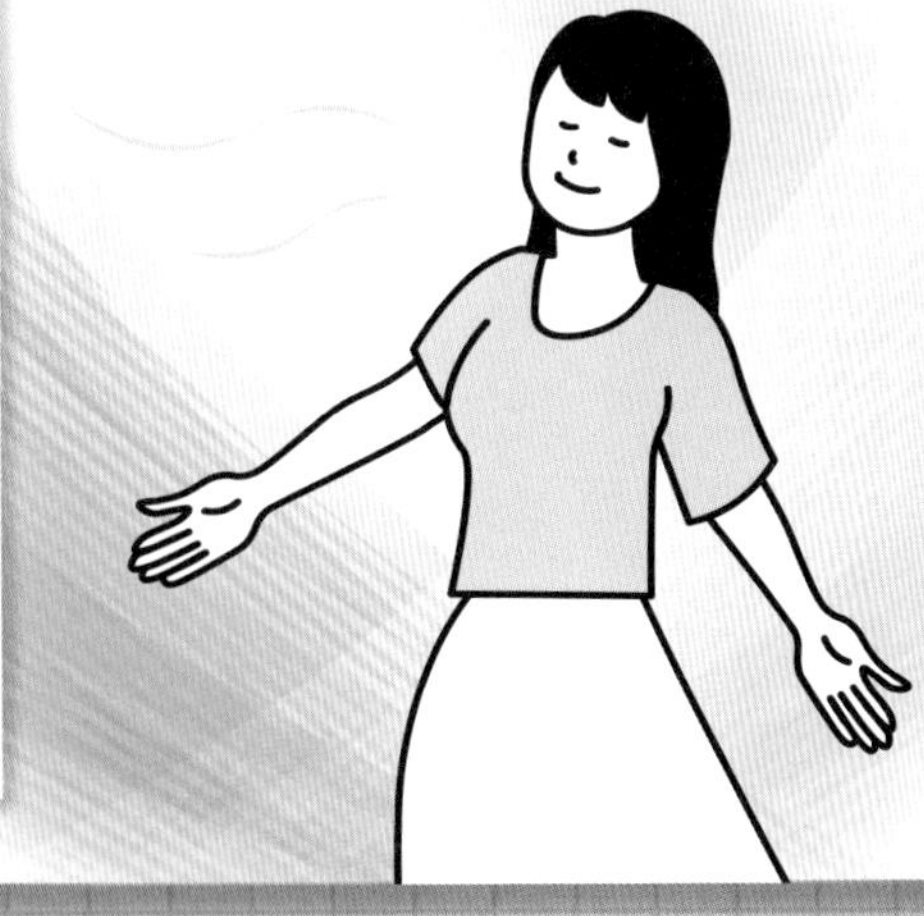

8

「時計遺伝子」は、自律神経の〝切り替えスイッチ〟

「朝日」と「朝食」がキーアイテム！

人は生まれながらに**「生体リズム」**と呼ばれる**「体内時計」**を持っています。生体リズムの長さ（周期）は年から秒単位のものまで様々あります。とりわけ生活習慣や健康と関係するのが、約24時間周期の**「概日《がいじつ》リズム」**です。これによって夜になったら眠くなり、朝になったら目覚めるといった睡眠サイクルや、体温、ホルモンの変動が起こるのです。しかし、不規則な生活などで体内時計が乱れると、健康に悪影響が出てしまいます。

そして、体内時計は**「時計遺伝子」**によって制御されています。この「時計遺伝子」は自律神経と深い関わりがあります。実は、**交感神経・副交感神経の〝切り替えスイッチ〟の役割をしているのが時計遺伝子なのです。**

それでは、時計遺伝子を正常に働かせるにはどうすればいいでしょう。**重要なのは決まった時間に起床し、一日三食食べる「規則正しい生活」をすること。**特に**「朝日」**と**「朝食」**がカギです。この2つから「一日が始まるよ！」と体は指令を受けます。そして、それを続けることで時計遺伝子のリズムが安定します。**規則正しい時計遺伝子のリズムで自律神経は次第に整っていくのです。**

毎朝の「体内時計のリセット」が大事！

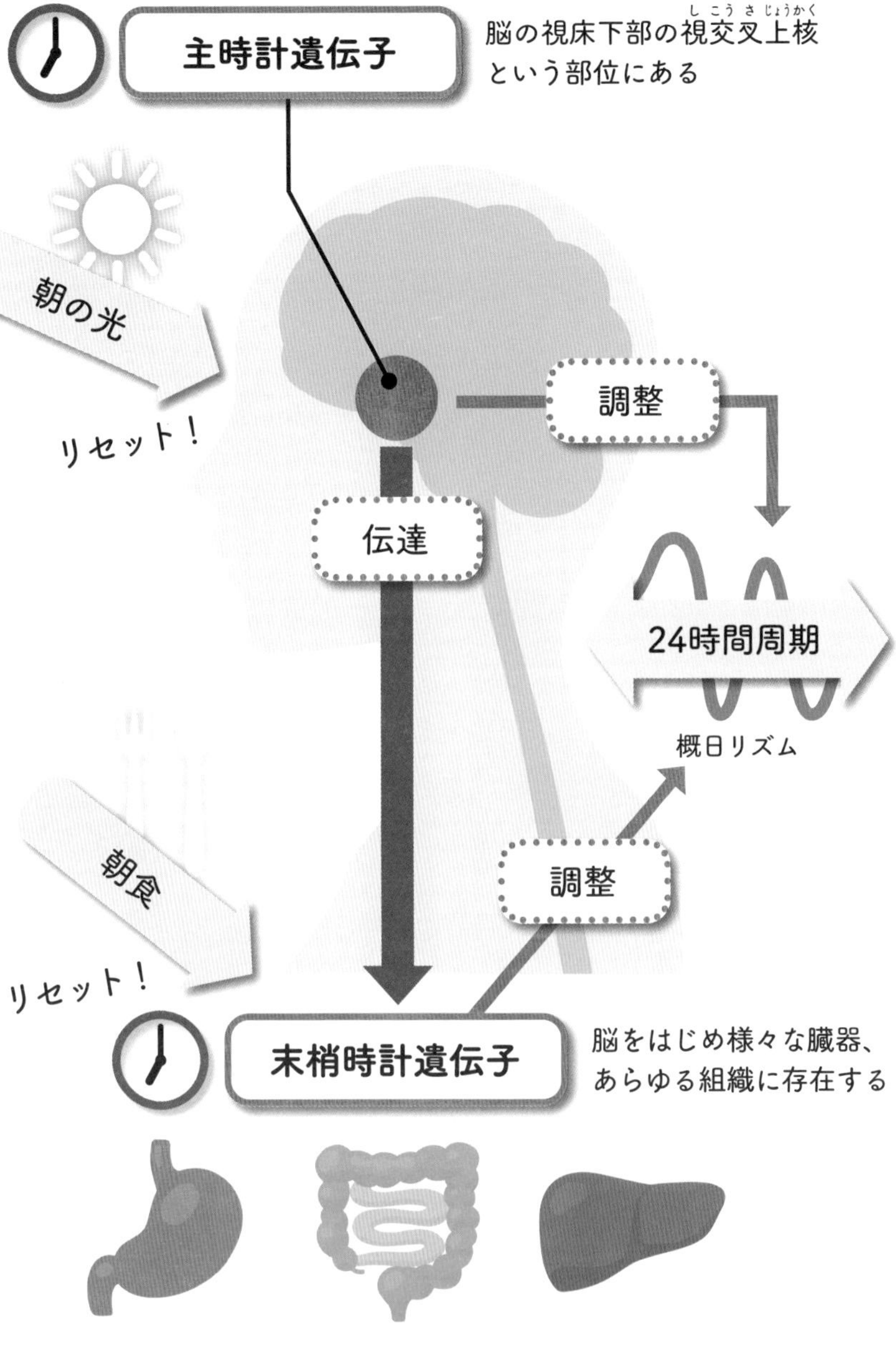

9 腸がキレイになると、自律神経も整う！

「便秘や下痢の解消」が副交感神経アップに直結！

「自律神経」を整えるカギは「腸内環境」にあると言っても過言ではありません。

そもそも腸の働きには、自律神経が大きくかかわっています。交感神経が優位なときは、腸のぜん動運動（消化したものを運ぶ）は停滞し、副交感神経が優位なときは、ぜん動運動は活発になります。ぜん動運動がしっかり起こっていると、腸内の不要なものは次々と排出され、腸内環境もよくなります。つまり、**腸が正しく働くためには、副交感神経がきちんと働いていることが大切なのです。**

腸には消化・吸収、排泄《はいせつ》の他にも重要な役割があります。そのひとつが、**「血液をつくること」**です（33頁）。私たちが食べたものは、栄養素となって腸で吸収されます。その栄養素が血液を構成する成分となります。ということは、**「血液の質は腸が決める」**といっても過言ではありませんね。腸の状態がよければ血液の質が上がり、腸の状態が悪ければ、その質は下がります。

そして、**自律神経の安定には「質のよい血液」によるスムーズな血流が欠かせません。**つまり、腸内環境が整っていると血液サラサラで血流がよくなり、自然と自律神経も整うのです。

腸内環境を決める３種類の腸内細菌

理想的な腸内細菌の割合は……

善玉菌	悪玉菌	日和見菌《ひよりみ》

2割 ： 1割 ： 7割

＊日和見菌は、善玉菌が優勢なときには害がありませんが、悪玉菌が優勢になると悪玉菌の味方につくので、善玉菌を優勢にしておくことが大事！

善玉菌が多い腸

腸内環境がいい！

↓

ビタミン・酵素・ホルモンの「種」が腸内でつくられる

↓

栄養たっぷりの「質のいい血液」が全身に

悪玉菌が多い腸

腸内環境が悪い！

↓

腸内腐敗、毒素や有害ガス発生。発がん性物質もつくられる。免疫力低下も

↓

有害物質が腸から血液に入り込み、全身へ

腸内環境を整えることが、健康な人生を送る秘訣！

10 腸は「第二の脳」である！

最新研究からわかった「腸と全身の健康」の関係

最近の研究で、一見関係ないように見える脳と腸は、自律神経系やホルモンなどを介して互いに連絡し合い、影響を与え合っていることがわかりました。これを**「脳《のう》腸《ちょう》相《そう》関《かん》」**といいます。

大事な会議や試験などの前に急にお腹を壊してしまった、という経験はありませんか？　これは脳腸相関の典型的な例といえるでしょう。

腸には脳に次ぐ多くの神経細胞が存在し、独自のネットワークを持っているため「第二の脳」とも呼ばれます。**腸内ではたくさんの「神経伝達物質」もつくられています。**たとえば、幸せホルモンと呼ばれる「セロトニン」のおよそ95％は、腸でつくられています。セロトニンは感情のコントロールや精神の安定に深く関わっている物質で、不足するとうつ病を発症する原因ともなります。

他にも、腸は体内の免疫に最もかかわる器官であり、**免疫を司る細胞の7割が腸に存在します。**

近年は、腸内に生息している腸内菌の生態系である**「腸内フローラ（腸内細菌叢《そう》）」**にも注目が集まっています。腸内の悪玉菌が増えて「腸内フローラ」のバランスが崩れると、不調をもたらすことがわかってきています。

腸と脳の深～い関係

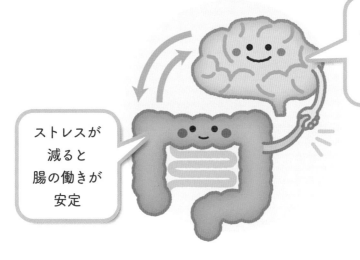

腸が正常に
働くと
脳が安定
ストレスが
減ると
腸の働きが
安定

腸の大事な７つの働き

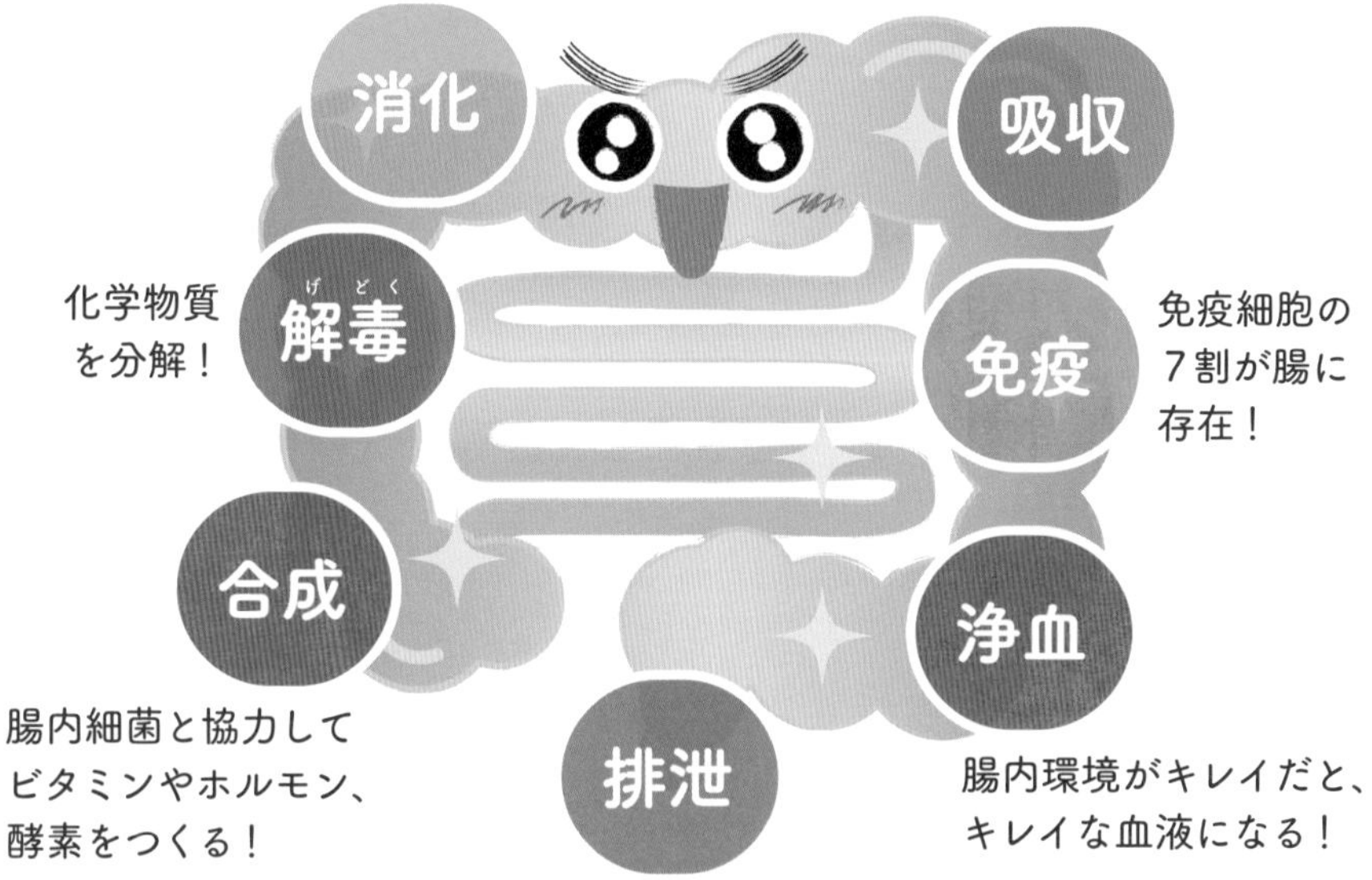

消化
吸収
化学物質
を分解！
解毒《げどく》
免疫
免疫細胞の
７割が腸に
存在！
合成
浄血
腸内細菌と協力して
ビタミンやホルモン、
酵素をつくる！
排泄
腸内環境がキレイだと、
キレイな血液になる！

11 今、あなたの自律神経はどんなバランス？

やってみよう！「自律神経バランス診断」

ここまで読んできて、**「今、自分の自律神経のバランスはどうなっているのだろう」**と気になった方も多いでしょう。

ちょっとした体調の違いや、その日のやる気を大きく左右するのが自律神経のバランスです。

「何となく体調が悪い」「食欲がない」「気分が乗らない」……病気をしているわけではないけれど、何だか調子が出ないということありませんか？

他にも、いつもノリノリで聴いている音楽が耳障《ざわ》りに感じる。何となく、気分が晴れなかったり、不安感があったり、そしてそれがいつまでもぬぐいきれない……などがあったら、自律神経がかなり乱れているかもしれません。

自律神経の乱れからくる不調は人によって様々ですが、**現在の自律神経のバランスの状態は次頁からの「10の質問項目」に答えるだけで簡単に知ることができます。**

Q1～10のア～エのうち「今の自分に最も近い」と思うもの1つに○《マル》をつけてください。そして選んだ答えにあるAとBの点数をそれぞれ集計してみましょう。なお、「A」は副交感神経の働きを、「B」は交感神経の働きを示しています。

10の質問項目に答えよう！

今の自分に近いものはどれですか？	A	B
Q1 眠りについて		
ア　横になったら、大体すぐに眠れる	+1	+1
イ　夜にしっかり眠っても、昼間はぼんやりと眠い	+1	0
ウ　なかなか寝つけない	0	+1
エ　寝つきが悪く、寝ても途中で目が覚める	-1	-1
Q2 仕事や勉強、家事などに対して		
ア　やりがいを感じ、それを結果に結びつけられると感じている	+1	+1
イ　おっくうになって眠くなったり、なかなかやる気が起きない	+1	0
ウ　できなかったときのことを考えると不安なので、集中して取り組む	0	+1
エ　やれないことに対して不安を覚えながらも、体がついていかない	-1	-1
Q3 食欲について		
ア　時間がくるとお腹が減り、おいしく食べられる	+1	+1
イ　すぐにお腹が減って、お腹が鳴る	+1	0
ウ　仕事などに集中していると、お腹がすかない	0	+1
エ　食べたくない、もしくはお腹がすいていないのに、食べることをやめられない	-1	-1

今の自分に近いものはどれですか？		A	B
Q4 食後の状態について			
ア	胃もたれなどはほとんどしない	+1	+1
イ	食べてもすぐにお腹が減る	+1	0
ウ	食後に胃がもたれることが多い	0	+1
エ	食事の前後に胃が痛くなることが多い	-1	-1
Q5 何か解決しなければいけないことがあるときに対して			
ア	すぐにどうすればいいのか考えがまとまり、行動できる	+1	+1
イ	いつの間にか他のことを考えてしまうなど、考えがまとまらない	+1	0
ウ	息をつめて考えこんだり、考え過ぎて不安になる	0	+1
エ	考えようとしても集中できず、やる気も起こらない	-1	-1
Q6 日頃の疲労度について			
ア	それなりに疲れるが、眠ればリセットできる	+1	+1
イ	すぐに眠くなり眠れるが、昼間もややだるい	+1	0
ウ	疲れは抜けにくいが、仕事になるとがんばれる	0	+1
エ	何をするにもおっくうなほど、常に疲れを感じる	-1	-1
Q7 メンタルについて			
ア	仕事中は気が張っているが、家に帰れば切り替えられる	+1	+1
イ	特にストレスは感じないが、ぼーっとしていることが多い	+1	0
ウ	1日を通して心がほぐれない	0	+1
エ	強い不安感や恐怖感があったり、逆に考えるのがいやで眠りたくなる	-1	-1

今の自分に近いものはどれですか?		A	B
Q8 手足の冷えについて			
ア	年間を通して特に冷えは感じない	+1	+1
イ	冷えは感じず、逆にポカポカして眠くなることが多い	+1	0
ウ	湯上がりでも少したつと手足が冷えてしまう	0	+1
エ	眠れないほど手足が冷たく、顔色も悪い	-1	-1
Q9 体重増加について			
ア	長い間、体重は大きく変動していない	+1	+1
イ	ついつい食べ過ぎて太りやすい	+1	0
ウ	ストレスがあると体重が増えやすい	0	+1
エ	1年で体重が5kg以上増減した	-1	-1
Q10 今の自分について			
ア	活気に満ちあふれ、心身ともに幸せだと感じている	+1	+1
イ	大きなトラブルもなく、どちらかといえば幸せな方だと思う	+1	0
ウ	日々、刺激を受けることで、充実していると感じる	0	+1
エ	漠然と不安を感じる、憂うつ感が抜けない	-1	-1

合計 A　　　点 ／B　　　点

AとBともに8点以上 …… 理想タイプ

Aが7点以下、Bが8点以上 …… ストレスタイプ

Aが8点以上、Bが7点以下 …… のんびりタイプ

AとBともに7点以下 …… ぐったりタイプ

➡詳しくは、次頁から

12 自律神経バランスは4タイプ。一番健康で太りにくいのは？

まずは現状を知ること。それが「自律神経を整える」ファーストステップです！

いかがでしたか？　自律神経の状態は、**「どちらか一方に偏っている人」**だけではなく、**「両方の働きが高い人」「両方の働きが低い人」**もいます。

具体的には次のような4つに分かれます。

①交感神経・副交感神経両方高い「理想タイプ」

高い集中力や適度な緊張感を持ちながら、リラックス感も保てている心身ともに最高の状態。一流のスポーツ選手はこのタイプ。血流がよく、健康で太りにくい。長寿の人もこのタイプです。

②交感神経の高い「ストレスタイプ」

現代人に圧倒的に多いのがこのタイプです。うまく心や体を休められていません。末梢の血管が収縮したままで血流が悪く、細胞に栄養が届かず太りやすい。便秘の場合も多い。

③副交感神経の高い「のんびりタイプ」

常にダルさを感じたり、やる気や集中力が発揮できない状態。血液を押し出す力が弱く血液がうまく流れないため細胞に栄養が届かず太りやすい。

④両方とも低い「ぐったりタイプ」

心身ともに疲れ、交感神経と副交感神経の両方の働きが落ちて血流が悪い状態です。常に疲れが取れず、消化器も疲れて働きが悪く、太りやすい。

目指すのは「両方とも高い理想タイプ」！

高

交感神経

低

交感神経の高い ストレスタイプ

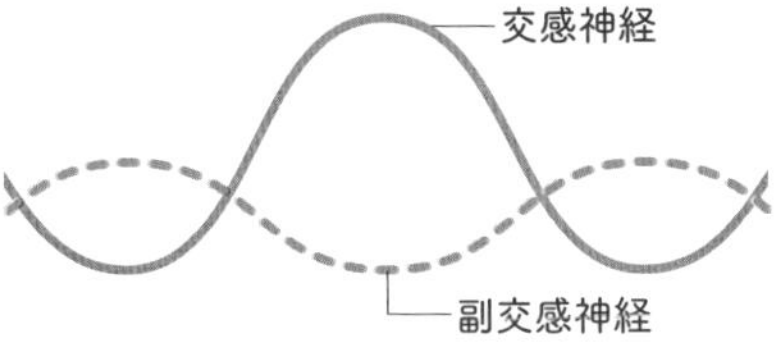

仕事や子育て、家事に一生懸命なあまり、自分のことを後回しにしがちでは？ 不安やあせりを感じることが多いでしょう。現代人に圧倒的に多いタイプ

太りやすい

本書で紹介する副交感神経を上げる方法を日常生活に取り入れていきましょう！

両方とも高い 理想タイプ

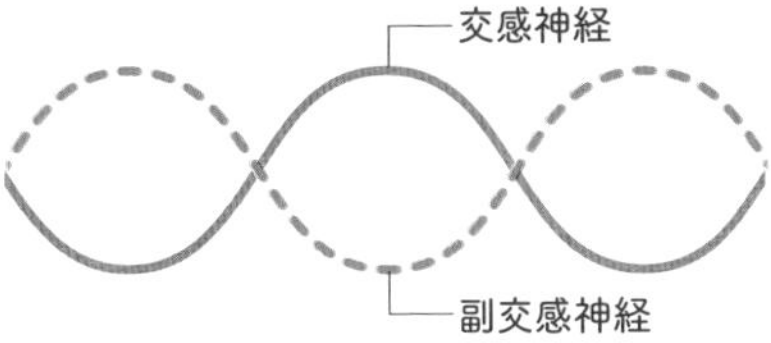

自律神経のバランスが最高の状態と考えられます。現状のバランス＆レベルをキープしていきましょう！

太りにくい

問題ありません！
この状態が続くように努めましょう。

両方とも低い ぐったりタイプ

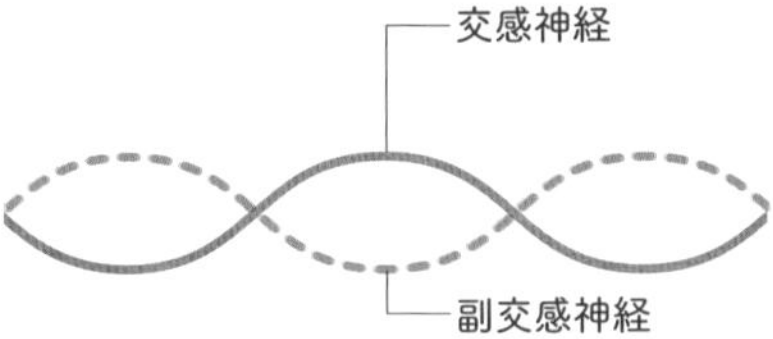

よく眠れず生活リズムは不規則。倦怠感、胃痛、肩こり、偏頭痛などの不調に悩まされているのでは？　不調を放置すると、病気に発展する恐れも！

太りやすい

生活リズムを整えて、まずは心身の疲れを取ることを優先させましょう！

副交感神経の高い のんびりタイプ

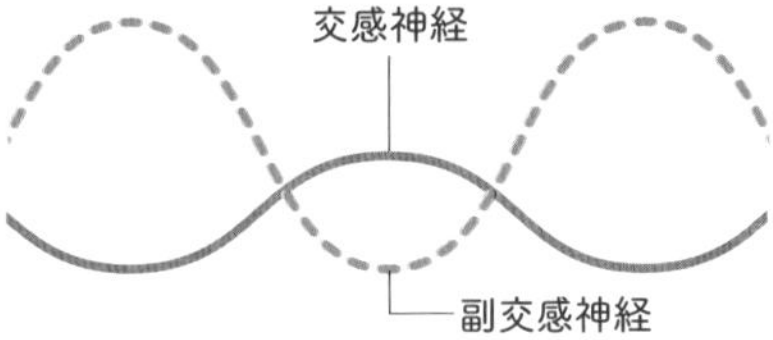

常にダルさを感じたり、モチベーションが上がらない人も多いはず。原因は、自律神経のバランスかもしれません。

太りやすい

適度なストレスは人生に必要（126頁）。自分にプレッシャーをかけたり、少し強めの運動も有効です

低 ⟷ 高

副交感神経

本書がもたらす９つの効果！

ダイエット
&
太りにくい体に！

便秘解消！

免疫力アップ！

不眠の改善！

手足の
冷え・むくみ
解消

ストレスに
強い心と体

姿勢矯正

アンチエイジング

いつも最高の
パフォーマンス！

次の章で詳しく見ていきましょう！

Part 2

「なんだか体調が悪い」もあきらめなくていい！

自律神経が整うと「いいこと」ばかりが起こる！

13 基礎代謝が格段に上がり、「やせやすく太りにくい体」になる！

肥満の人は交感神経の活動レベルが低い「モナリザ症候群」!?

近年の研究で**「自律神経の乱れ」が肥満の大きな原因となる**ことがわかってきました。肥満の人の多くは自律神経全体のバランスが悪く、特に日中の交感神経の活動レベルが低下しています。

自律神経の働きの1つに、**代謝活動をスムーズにする**という役割が挙げられます。代謝とは、食べものを消化・吸収し、エネルギー源として全身の細胞に届ける、そしてそのエネルギーを細胞の活動によって消費する、という一連の流れです。

自律神経のバランスが乱れると、血流が悪化。栄養素が停滞することになり、細胞1つひとつの働きが鈍ってしまいます。その結果、消費カロリーが減り、ダブついた栄養素が内臓脂肪や皮下脂肪へと変わってしまいます。**これが、「そんなに食べていないのに太ってしまう人」の体です。**

反対に、自律神経のバランスが整うと、代謝が上がり、健康的に引きしまった体になれるのです。**自律神経を整える。これこそが、「やせやすく太りにくい体」をつくる最短ルートです。**無理な食事制限や、運動で体重を落とすダイエットとは違い、**自らに備わっている力を利用する自然な方法ですので、リバウンドの心配もありません。**

「食べ過ぎているわけでもないのに太る!?」その理由は？

「モナリザ症候群」とは……

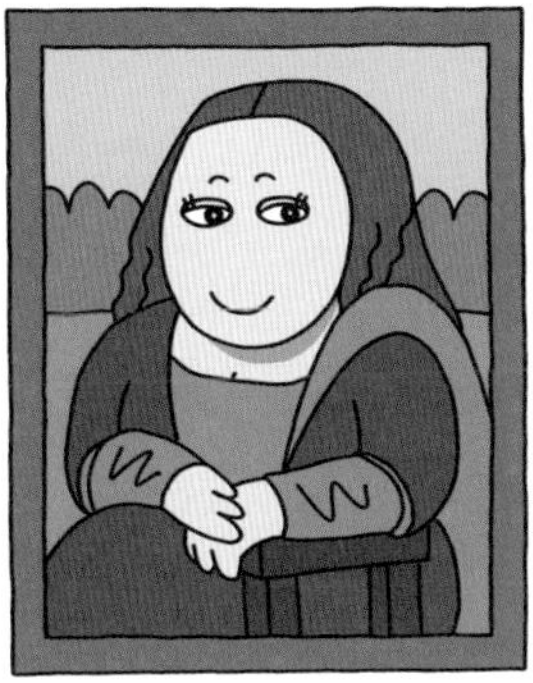

「Most Obesity kNown Are Low In Sympathetic Activity（大部分の肥満は交感神経の活動低下による）」の頭文字。レオナルド・ダ・ヴィンチの『モナ・リザ』とは関係ナシ！

ストレスや不規則な生活が原因で
日中の交感神経の活動レベルが衰える

↓

アドレナリンの分泌量が減る

↓ ↓

活動量が落ちて
カロリーを消費できない

脂肪を
分解できない

↓ ↓

脂肪をため込みやすい体になってしまう

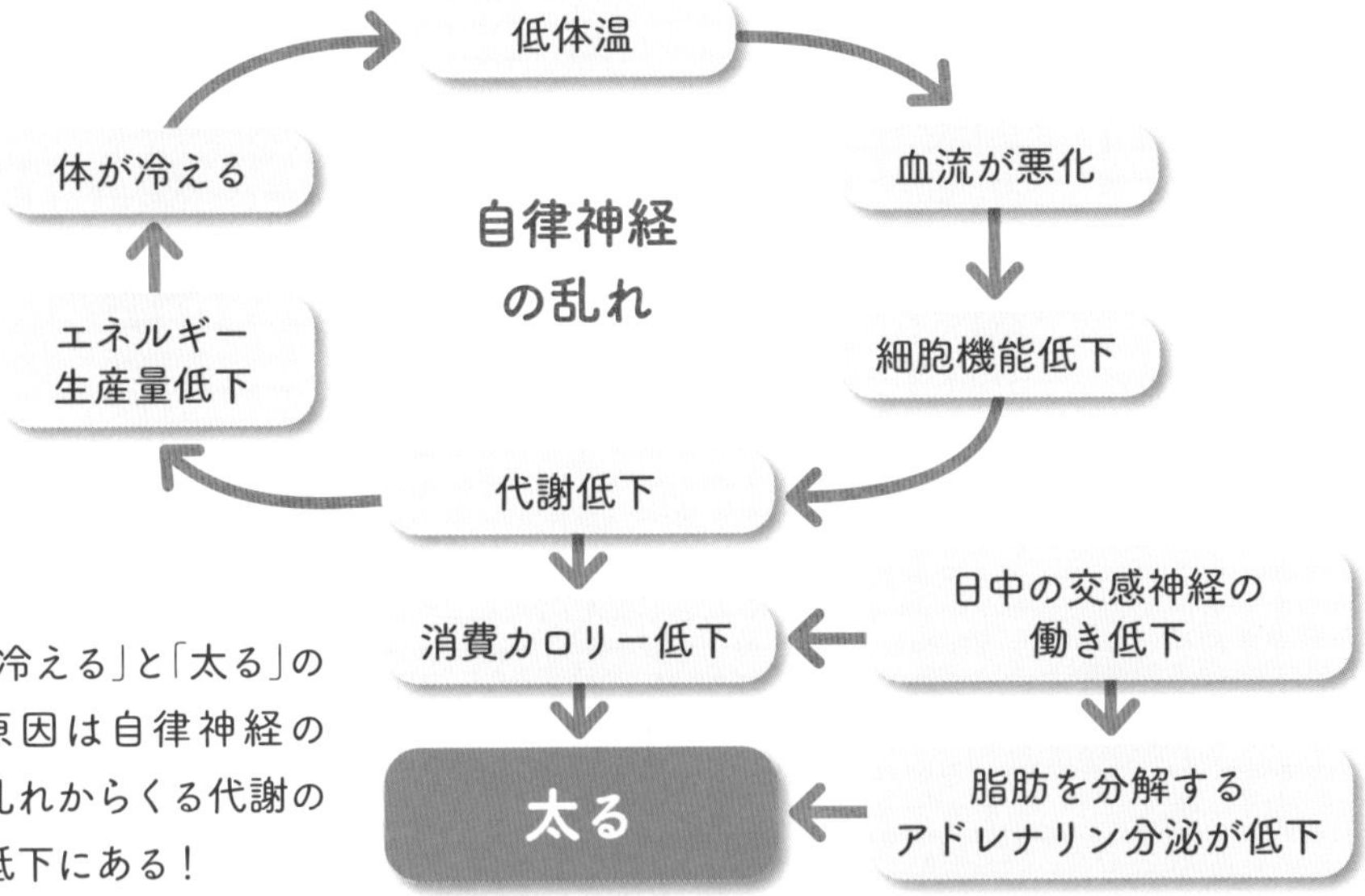

「冷える」と「太る」の原因は自律神経の乱れからくる代謝の低下にある！

14

ダイエットの天敵「食欲の暴走」を無理なく抑えられる！

ストレスなし！　賢い「おやつ」の食べ方・選び方

　ダイエットの天敵である間食の食べ過ぎや暴飲暴食。これらも、自律神経を整えることによって自然と解消することができます。なぜなら、自律神経のバランスが整えば、胃や腸の働きが正しくなり、食べたものが適度なスピードで消化されるから。一日三食、きちんと食事をしていれば、その合間に空腹感に襲われることはないのです。また、少しのことではストレスをため込まない、安定した精神状態を保つことができるので、ストレスからくる暴飲暴食も自然と抑えられます。

　そもそも、「適度な間食」は悪いことではありません。食べることで日中の腸の働きもよくなり、副交感神経の働きも同時に高められます。**「食べること」＝「腸への刺激」**でもあるのです。

　おすすめは、**アーモンド、クルミといったナッツ類とチョコレート**。ナッツ類にはビタミン、食物繊維、ミネラル、良質な脂肪も豊富です。

　チョコレートには血流改善効果、抗酸化作用などがあることはよく知られています。さらに、最近はチョコレートに含まれる**「テオブロミン」**には自律神経を整える作用があることで注目が集まっています。ただし、食べ過ぎには注意です。

アーモンドには健康＆美容パワーを持つ栄養素がたくさん！

ビタミンE	高い抗酸化作用！
オレイン酸	善玉コレステロール（HDL）を減らすことなく 悪玉コレステロール（LDL）だけを減らす！ 中性脂肪↘　動脈硬化の予防に期待！
不溶性食物繊維	腸内環境をよくする。便秘の解消にも！
ミネラル	1粒に様々なミネラルが！ 不足しがちなマグネシウムも！
ポリフェノール	アンチエイジングに！

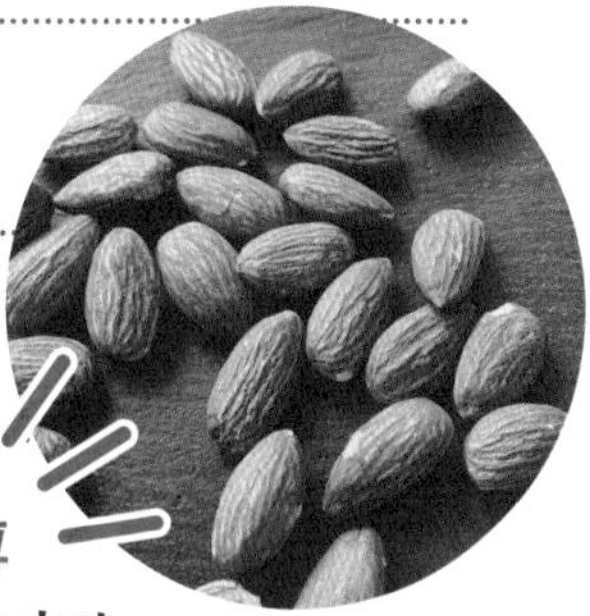

アーモンドの1日の摂取目安は約20～25粒
一度に食べずに食事前に数粒ずつ食べるのがおすすめ

カカオに含まれる苦み成分「テオブロミン」のここがすごい！

テオブロミンは幸せホルモンである「セロトニン」の働きを助けます。
食欲を抑え、リラックス効果も。ストレスの軽減にも期待！
鎮静作用もあり、副交感神経の働きを活発に

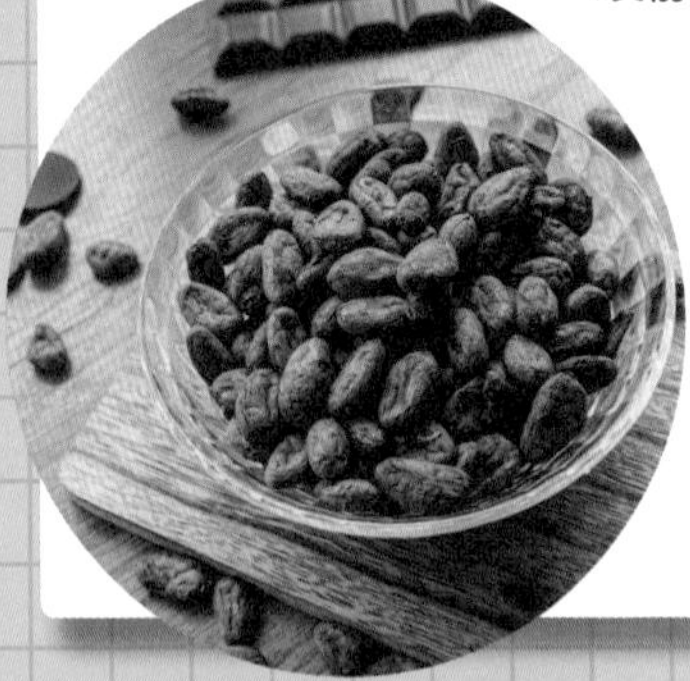

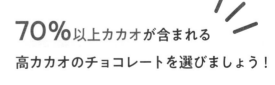

70％以上カカオが含まれる
高カカオのチョコレートを選びましょう！

15 排便力がアップして、しつこい便秘も解消！

繰り返す下痢や腹痛など「自律神経失調症」の症状改善にも！

便秘の原因は、大きく3つのタイプに分けられます。まず腸内環境の悪化などが原因で、腸のぜん動運動が正常に行なわれなくなる**「腸のぜん動運動不全型」**。腸に便がたまっても、脳から排便の指示が出にくくなっている**「直腸&肛門型」**。そして、プレッシャーやイライラなどが原因で腸の収縮が鈍る**「ストレス型」**です。

これまで述べてきたように、便秘は血液の質が低下する大きな原因です。便秘を放置すると、腸内環境がますます悪化。悪玉菌で汚れた血液が全身をめぐることになります。これが、肥満、免疫低下、肌あれ、不眠などの不調を引き起こします。

便秘を改善するには、自律神経バランスを整え、腸の動きをコントロールしている副交感神経レベルを上げることがとても大切です！ 本書では腸管に直接働きかけ、便秘改善効果の高い運動もご紹介します（66頁〜）。動きの鈍っていた腸が活発に動き始めるのを実感できるでしょう。

また、**自律神経が整えば、腸の働きが安定するため、「自律神経失調症」からくる下痢や腹痛などの症状を改善することができます**。ダイエットや美肌など様々な効果が期待できます。

便秘のタイプは３タイプ

腸のぜん動運動不全型

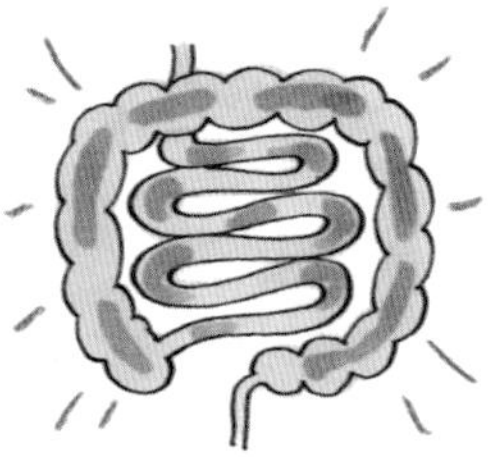

食べたものがなかなか腸を進まない。腸内で便が硬化しがち

直腸＆肛門型

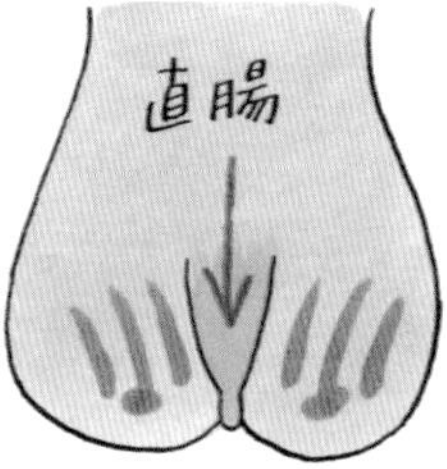

便がきちんとつくられても、出口の筋力が弱く押し出せない

ストレス型

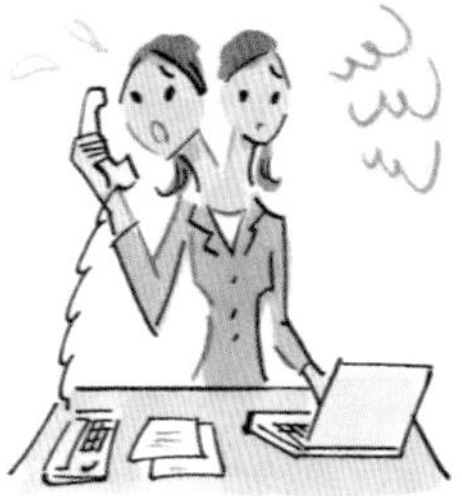

ストレスで腸の働きが低下。便秘と下痢を繰り返すことも

便秘で腸が停滞すると悪玉菌の巣窟に！

正常に働く腸内

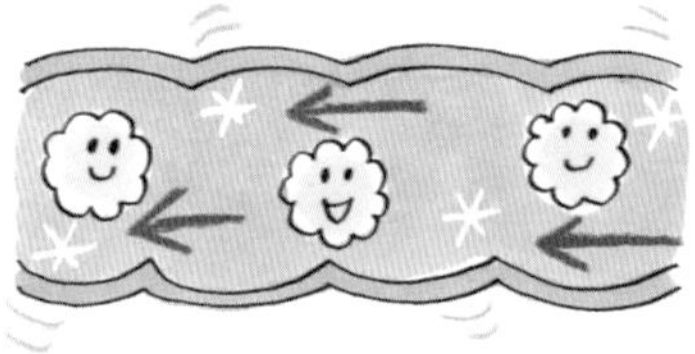

土管化した腸内

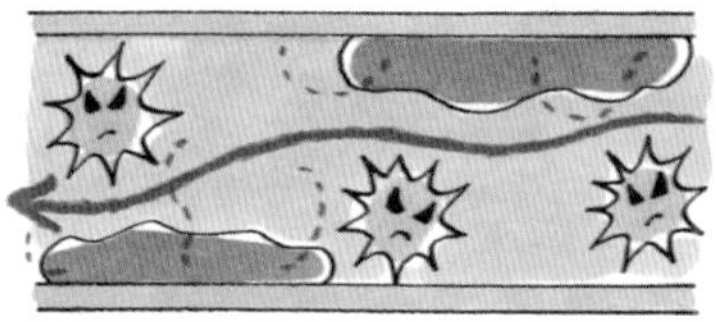

善玉菌が多くスムーズに直腸まで運ばれていくのが正常な腸。劣悪環境での腸は悪玉菌だらけで、ぜん動運動がほぼ皆無！
悪玉菌が有害物質を発生させ、本来のエネルギー代謝が落ちる

- **太りやすくなる**
- **免疫の低下**
- **肌のトラブル**
- **大腸がんなどの病気発生**

16

免疫力が上がり、「病気になりにくい体」になる！

なぜ、「自律神経が乱れる」と「免疫力が下がる」のか？

「自律神経」と**「免疫力」**は大いに関係があります。免疫とは、私たちの体を病気やケガから守り、健康に保つための機能です。日々、体はウイルスや菌に触れ、体内には異物が生じています。それでもすぐに風邪をひいたり病気になったりしないのは免疫システムが作動しているからです。

　交感神経が優位になっているときは、異物を処理する**「顆粒球《かりゅうきゅう》」**が増加します。顆粒球とは、殺菌作用がある成分を持つ白血球の一種。しかし、**これが増え過ぎると常在菌まで殺してしまい、免疫が低下してしまいます**。反対に、副交感神経が優位になっているときは、ウイルス感染細胞の拒絶などに重要な、ナチュラルキラー細胞など、**「リンパ球」**が増加します。自律神経のバランスが整っていると、顆粒球とリンパ球のバランスもよくなり白血球も安定。高い免疫力をキープできます。

　しかし、自律神経バランスが悪化すると、免疫力はガタ落ちに！　さらに、交感神経ばかりが高く、血管が収縮した状態が続くと、血管の病気を引き起こすおそれもあります。**自律神経を整えれば、免疫系のトラブルからも血液系のトラブルからも、身を守ることができるのです。**

免疫システムは「顆《か》粒球《りゅうきゅう》」と「リンパ球」のバランスが大事

交感神経

アドレナリンを分泌して、
「顆粒球」の数と動きを調整

＊顆粒球は比較的大きな異物と戦う白血球の1つ。感染症などを防いでくれる！

副交感神経

アセチルコリンを分泌して、
「リンパ球」の数と動きを調整

＊リンパ球は比較的小さな異物と戦う白血球の1つ。ウイルスやがん細胞などを無毒化！

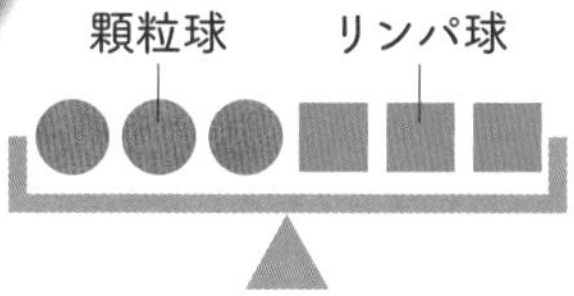

交感神経が優位になると

顆粒球が増加。
増え過ぎると免疫が低下する！

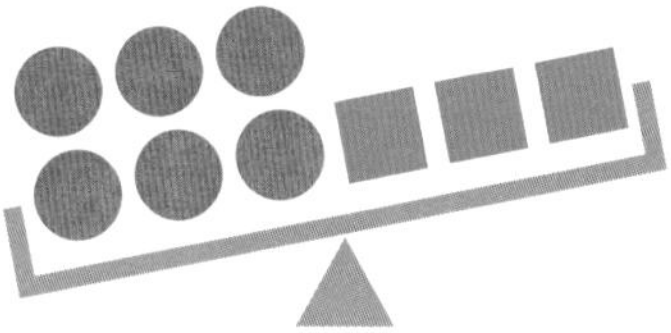

なりやすい病気

- 風邪などのウイルス感染
- がん
- 動脈硬化
- 糖尿病
- 脳卒中

…etc

副交感神経が優位になると

リンパ球が増加。
増え過ぎると免疫が低下する！

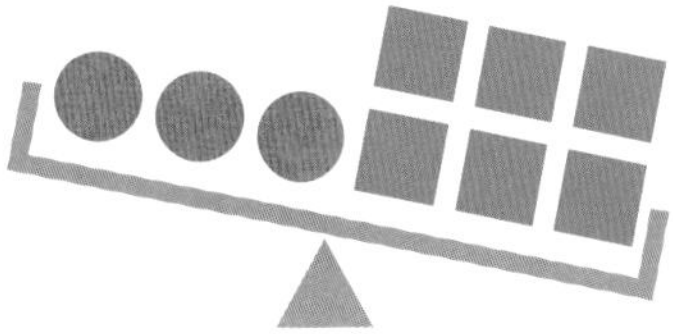

なりやすい病気

- 花粉症
- アトピー性皮膚炎
- 下痢
- 骨粗鬆症
- うつ病

…etc

17 寝つきがよくなる! 朝までグッスリ眠れて、疲れが残らない!

「睡眠不足」は太る原因になる

ストレスにさらされ、交感神経が高めの生活をしていると、**夜になっても副交感神経レベルが上がらない、リラックスできない体質になりがちです**。すると寝つきや寝起きが悪く、やっと起きても昼頃までエンジンがかからないという悪循環に陥ってしまいます。自律神経を整え、副交感神経を活発に働かせることで、体はスムーズにリラックスモードに移行。夜、グッスリ眠ることができ、たまった疲れを効率よく取ることができます。

「やせる」というと、食事制限や運動を思い浮かべる人も多いと思いますが、**「睡眠」もダイエットと密接に関係しています**。睡眠中に分泌される「成長ホルモン」は、脂肪を分解する働きや筋肉を発達させる働きがあります。睡眠不足になると分泌が減り、新陳代謝が低下して太りやすくなるだけでなく、肌あれや老化も招いてしまいます。

また、**睡眠時間が短いと、食欲を増進するホルモン「グレリン」の分泌量が増加する一方で食欲を抑える「レプチン」の分泌量が減少、食欲を抑えるのが難しくなります**。反対に言えば、質のいい睡眠を取ることで、過食を防ぎやすくなるとも言えます。

睡眠不足が「食欲」を刺激する！

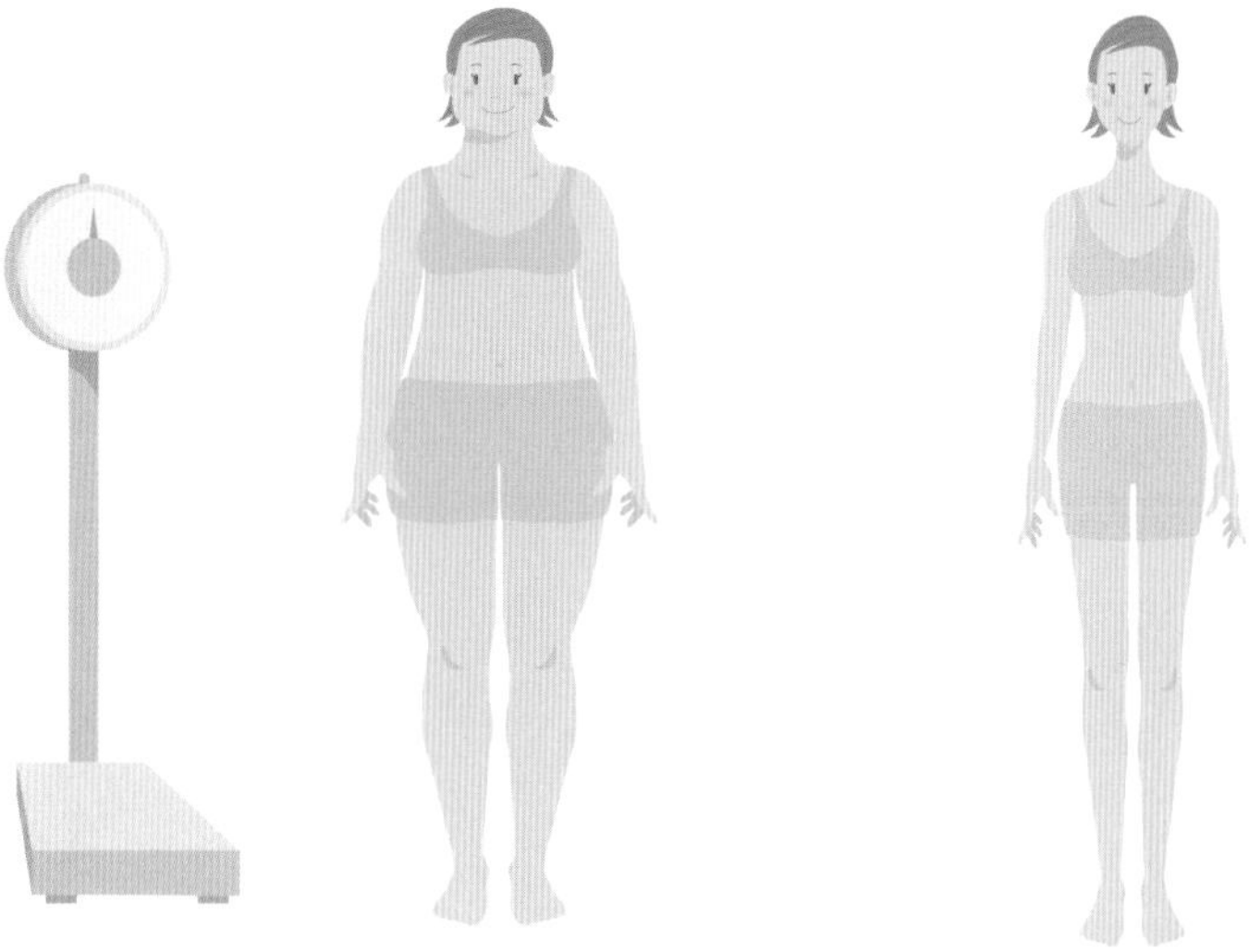

ある研究で、

5時間以下の睡眠の人は
太りやすい

7時間以上の睡眠の人は
やせやすい

とわかりました

食欲を増進するホルモン
グレリン

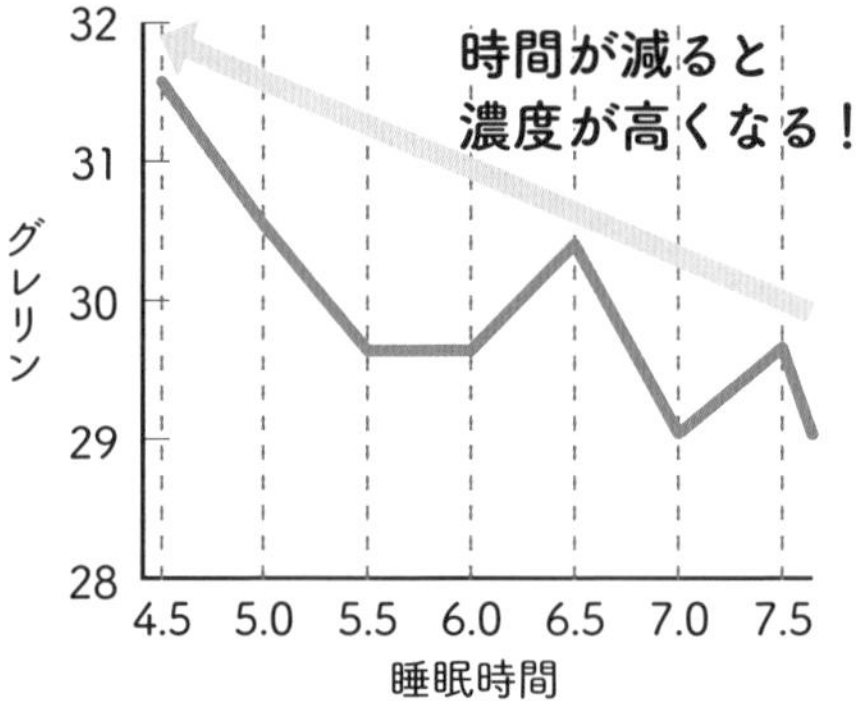

食欲を抑えるホルモン
レプチン

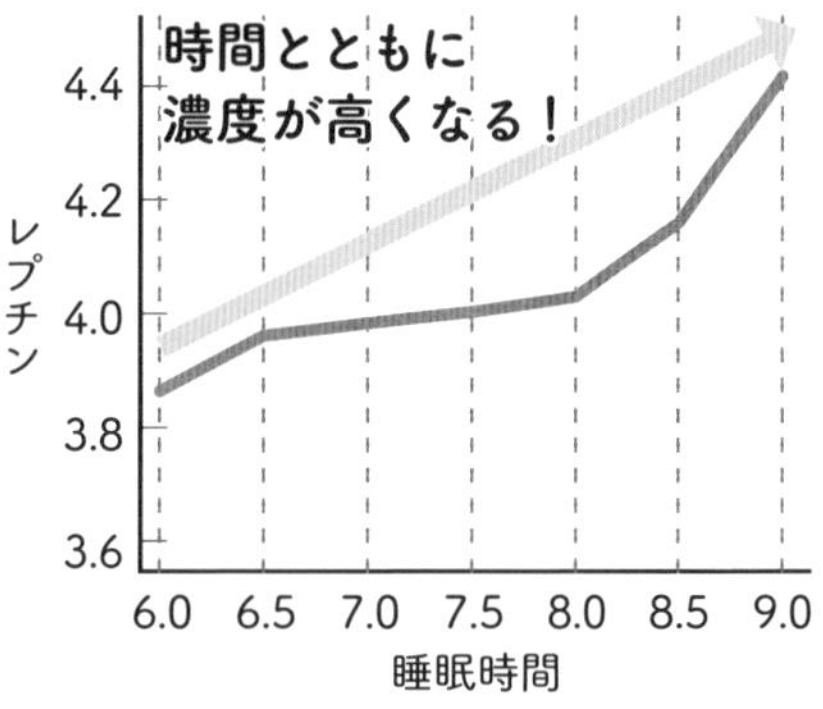

つまり、「食欲」が止まらない!!

Taheri S, et al : PLoS Med. 1(3) : e62. 2004より

18

「鋼《はがね》のメンタル」は、バランスのいい自律神経がつくる！

心身ともに最高のパフォーマンスを発揮できる！

たとえプロゴルファーでも短いパッティングを外すことがあります。緊張から交感神経が高まると呼吸が浅く速くなり、酸素濃度が低下。細胞に充分な酸素が行き渡らず、集中力も低下して実力を発揮できないのが原因です。プロスポーツに限らず、緊張やプレッシャーから失敗してしまうと「心が弱いせい」などとメンタルを悪者にしがちなもの。ところが、**本番に弱い原因は、メンタルではなく自律神経の乱れにあったのです**。

自律神経のバランスが不安定だと、多少ストレスがかかっただけでも交感神経が過剰に反応します。すると、緊張や不安を感じやすくなり、ますます自律神経バランスが悪くなるという、「負のスパイラル」に。その結果、動悸や息苦しさなどのパニック発作を引き起こす可能性もあります。

自律神経を整えると、**多少のストレスなら平常心を保てるメンタルの「底力」が身につきます**。心が安定し、冷静な自分を取り戻すことができる他、新しいアイデアが次々浮かぶようになったり、脳の回転を速くすることにもつながります。

うつ病やパニック障害といった心の病による不安定さも、軽減できることが実証されています。

仕事ができる人は自律神経が安定している人！

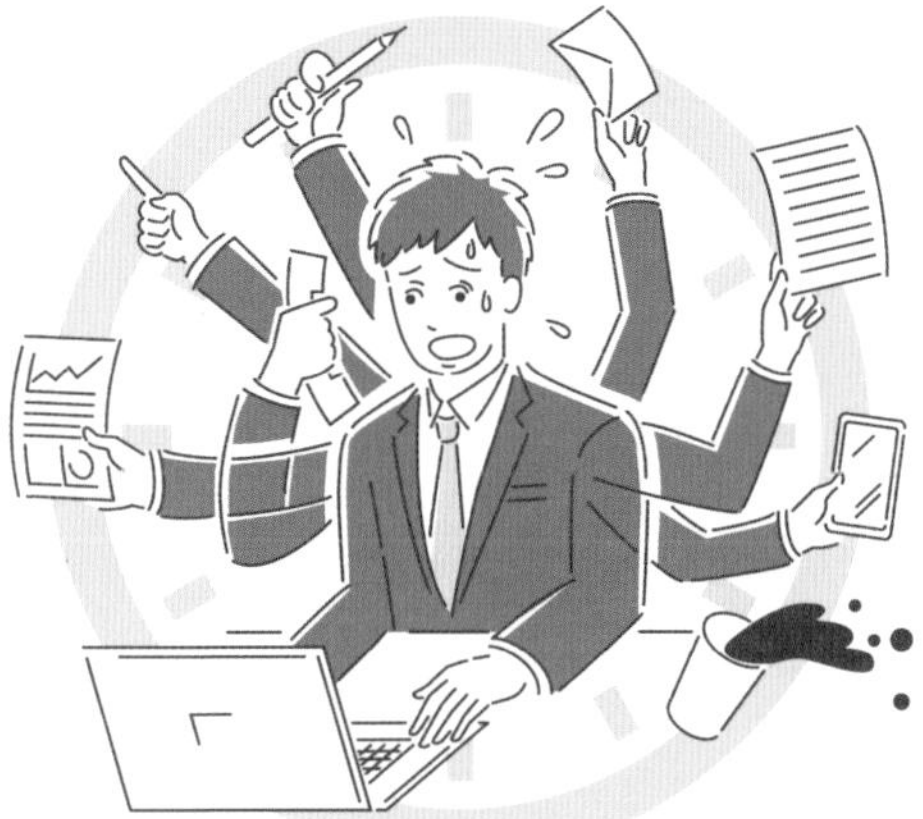

すぐにパニクってしまう人は、
本書の「自律神経を整える方法」を試してみましょう

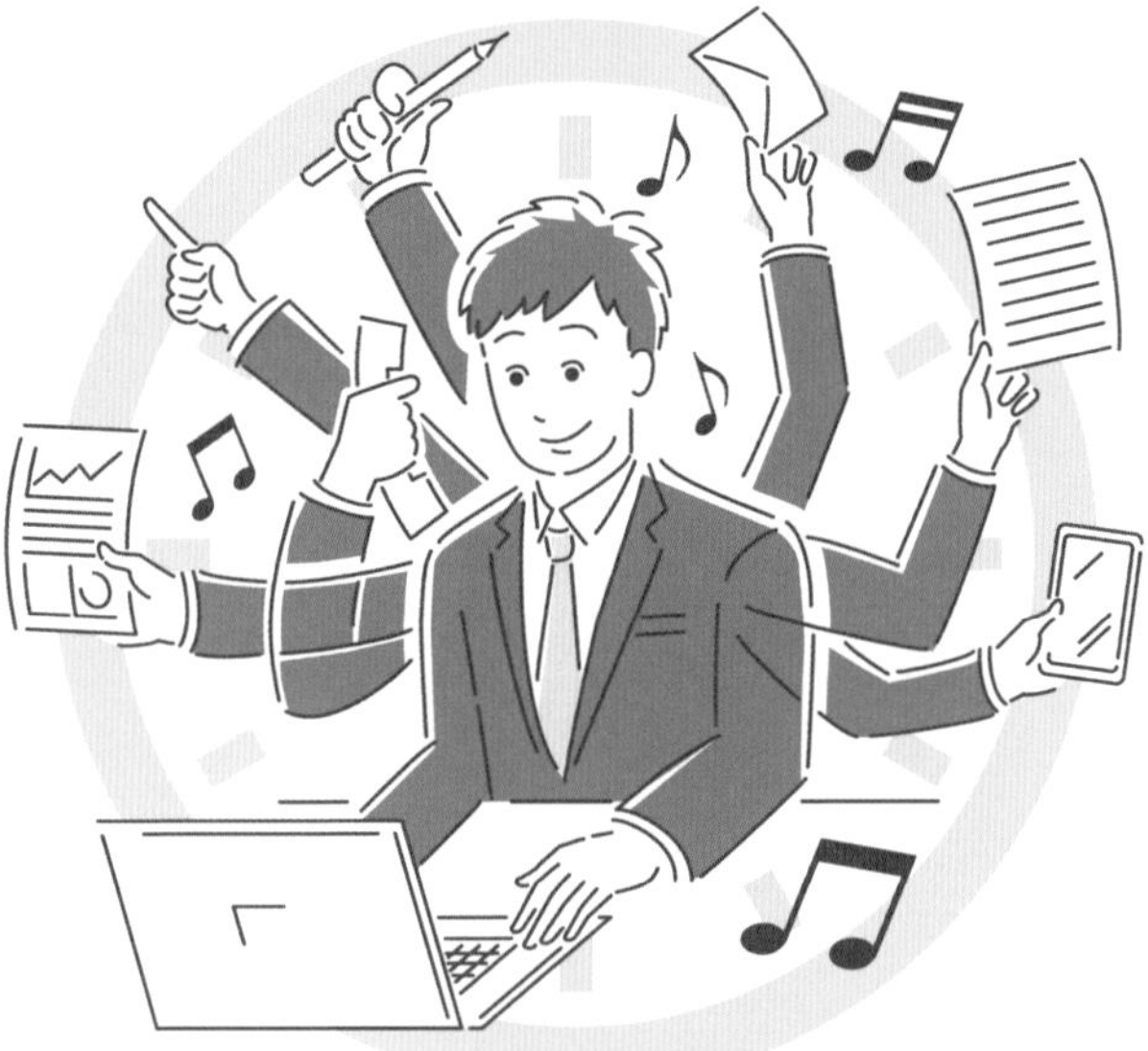

多少のストレスなら冷静に対処できる
メンタルが手に入る！

19 疲れやイライラ、不安を感じたら、即トライ！

「手首揺らし」で副交感神経を活性化

ここでちょっと休憩して、ストレスを感じたとき、緊張したとき、パニックになりそうなとき……平常心をすぐに取り戻し、自律神経を整える〝処方箋〟をいくつかご紹介しておきましょう。

【手首揺らし】 軽いリズミカルな運動は、副交感神経を高めるのに効果的です。【手首揺らし】は、手首を刺激することで末梢の血流をよくします。オフィスはもちろん、電車の中や街中でも、誰にも気づかれずに簡単に行なうことができます。

【水を飲む】 気持ちが高ぶっているときには、「1杯の水を飲む」ことも効果的です。胃腸が刺激され、副交感神経の働きを高めてくれます。

【タッピング】 人さし指、中指、薬指の3本の指先で手の甲や顔、頭を「トン、トン、トン」と一定のリズムで軽く触れる「タッピング」で心が落ち着くはずです（62頁）。

【深呼吸をする】 不安になったり、イライラしたりして「体に力が入っている！」「自律神経が乱れた！」と思ったら、まずはゆっくりと深呼吸をしましょう。26頁で紹介した「1：2呼吸法」がおすすめです。

こっそりできる自律神経リセット法！

手首揺らし

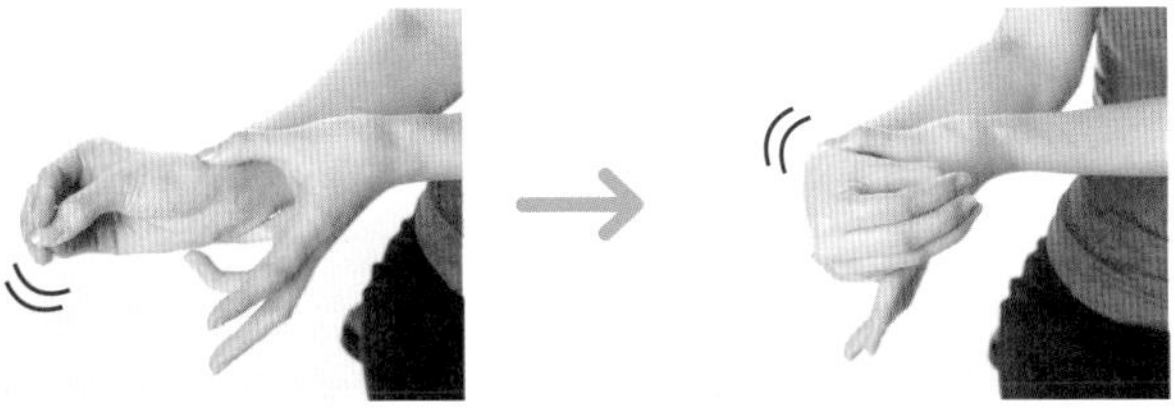

【ココがポイント！】手は軽く握る

指先を軽くくっつけて
手首を揺らす

手のひらでピンポン玉を包むように、軽く手を握ります。そのまま、手首を内折れさせたり外折れさせたりして、ブラブラ揺らしましょう。反対の手で手首を押さえると、揺らしやすくて◎！　30秒続けたら、左右を替えて同様に

水を飲む

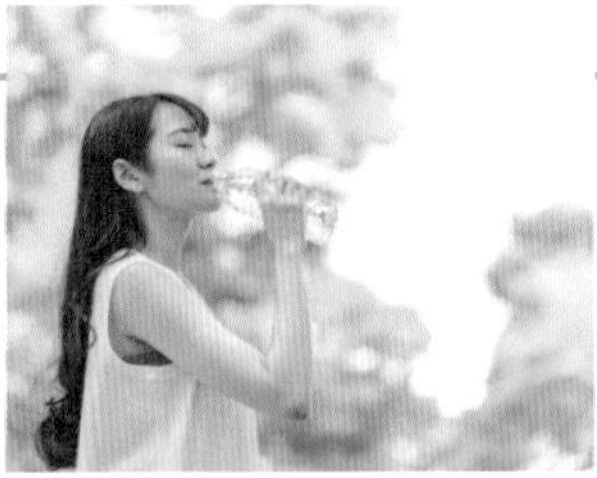

タッピング

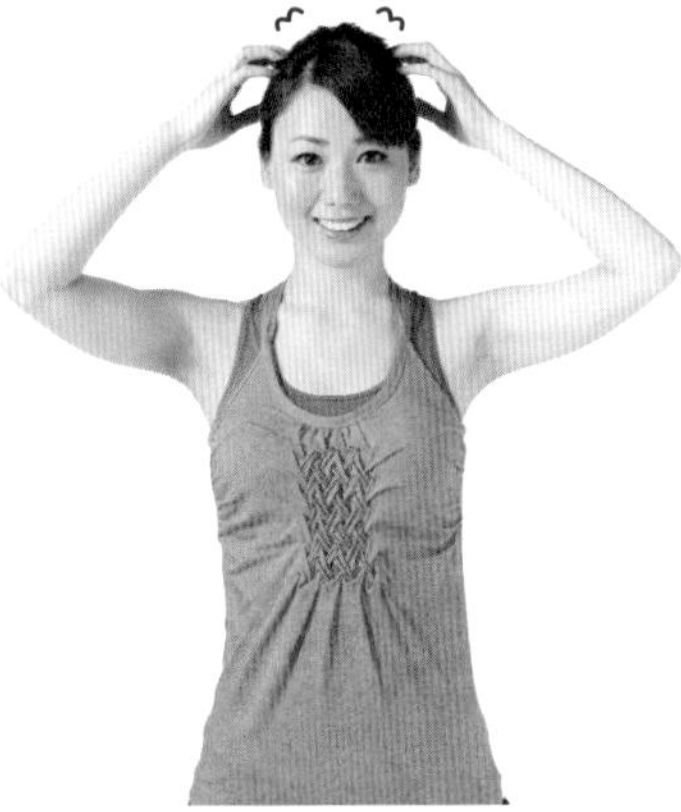

深呼吸

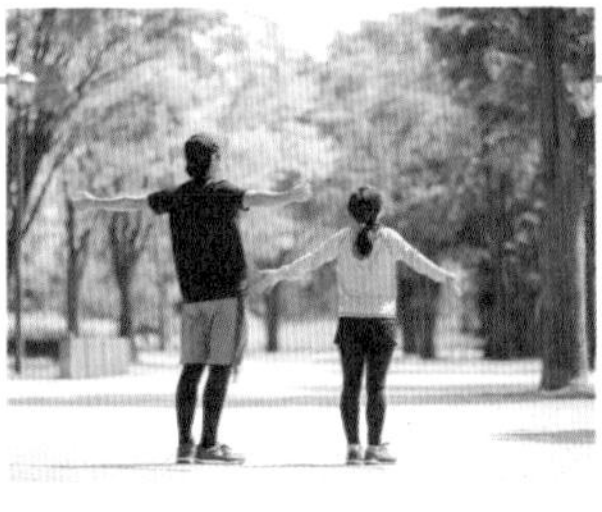

ちなみに……

ため息をつくのもGood！
人は、自律神経の乱れをリカバリーするために、
息を深くして自然と体のこわばりをとっている！

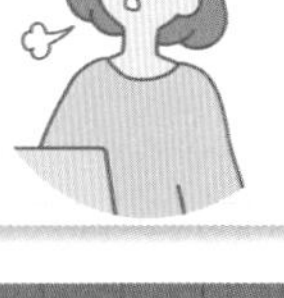

20 病院ではわからない〝謎の不調〟がみるみる消える！

◎あきらめていた原因不明の症状にも効果！

これまで述べてきたように、多くの方が悩んでいる、肩こりや腰痛、冷えやむくみ……といった**〝ちょっとした不調〟にも、自律神経の乱れが関係しています**。たとえば肩こりや腰痛は、交感神経が働き過ぎて体が緊張した状態が続き、肩・腰の血行が極端に悪くなって引き起こされています。同じように、血液やリンパ液が滞りがちになると、冷えやむくみを引き起こしてしまいます。

自律神経のバランスを整えることで、**これらの症状の原因を根本から断つことができます**。

また、**更年期の症状の緩和、アンチエイジング効果も期待できます**。

◎がん、心臓病、脳卒中、認知症、うつ……

自律神経の乱れは、ちょっとした不調だけでなく、様々な病気を引き起こします。

特に現代の人に多い「交感神経が優位な状態」が長く続くと、末梢血管が収縮して**高血圧、動脈硬化、心筋梗塞、脳卒中**などを招く恐れがあります。また、脳の血流不足から**認知症の発症リスク**も高まります。さらに、免疫力の低下により**がん**を発病しやすくなります。血流不足は、**全身の老化を早める**原因にもなります。

こんな「不調」にさよなら！

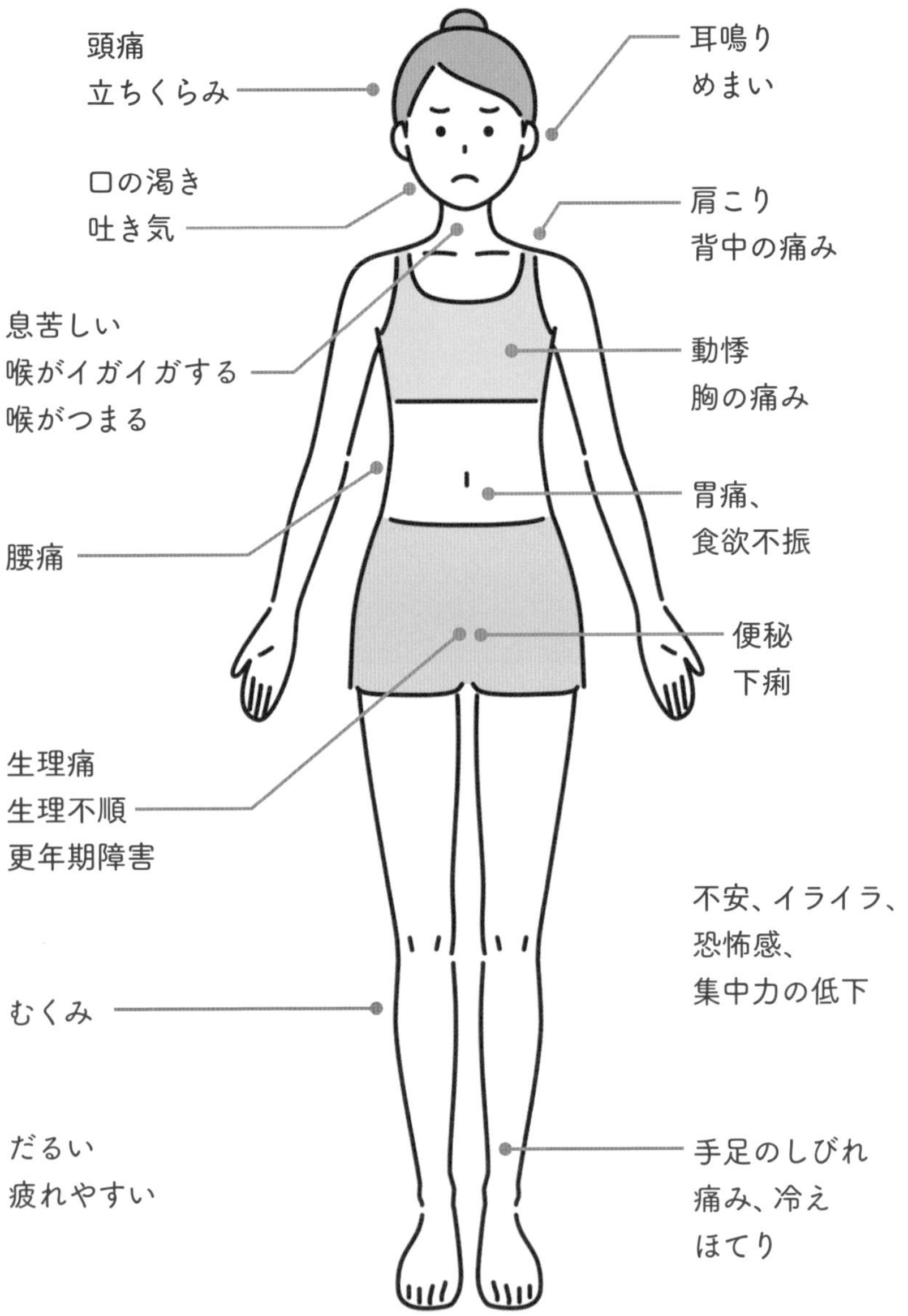
頭痛
立ちくらみ
耳鳴り
めまい
口の渇き
吐き気
肩こり
背中の痛み
息苦しい
喉がイガイガする
喉がつまる
動悸
胸の痛み
胃痛、
食欲不振
腰痛
便秘
下痢
生理痛
生理不順
更年期障害
不安、イライラ、
恐怖感、
集中力の低下
むくみ
だるい
疲れやすい
手足のしびれ
痛み、冷え
ほてり

21

「自律神経トレーニング」で、猫背が治って姿勢が美しくなる!

歩幅も大きくなっていつまでも若々しく!

猫背の人は、多くの場合、呼吸が浅くなっています。次の章で紹介する「自律神経トレーニング」を行ない、副交感神経レベルを高めれば、ゆったり大きな呼吸ができるようになります。それだけで自然と背筋が伸びて姿勢がよくなります。

また「自律神経トレーニング」でみぞおちを中心に、肩甲骨から腕を動かす、股関節から足を動かすと強くイメージできるようになるのもメリットです。腕や歩幅を長く使えるようになり、その分姿勢もよく見えるのです。**歩く、走る、座るといったすべての動きが美しく見えてきます!**

猫背は見た目にも自律神経にも悪影響!

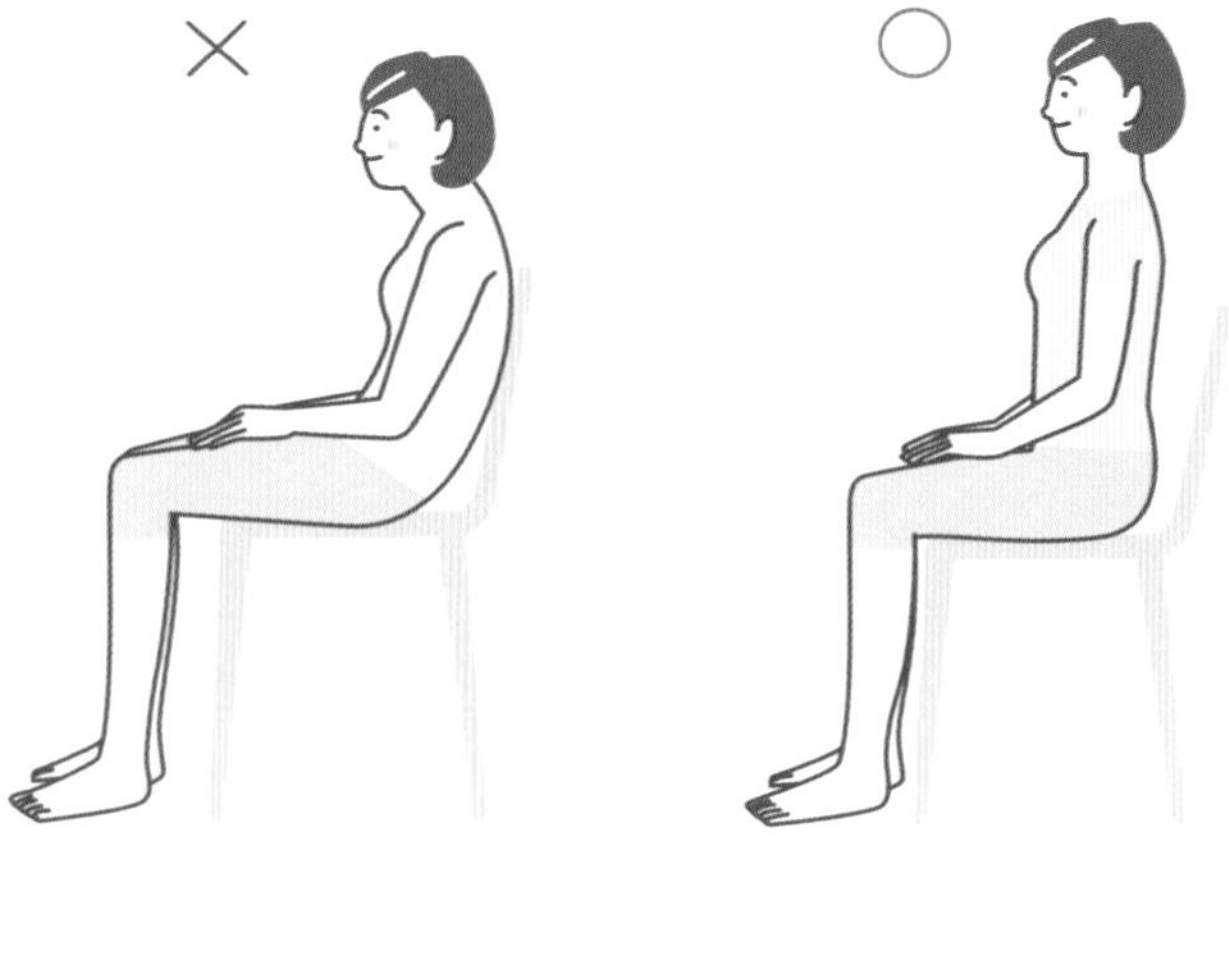

Part 3

世界初！　医学的根拠《エビデンス》のある最強の方法！

全身の血流がよくなり
力がみなぎる
「自律神経トレーニング」

22

自律神経を整えるついでに……「気がついたらやせていた！」

健康増進、仕事・スポーツ時のパフォーマンス向上、ストレスケアにも！

これからご紹介する「自律神経トレーニング」は、自律神経を整えるのはもちろん、ダイエット効果があります。**「自律神経を整えるだけでやせるの？」**と疑問を持たれている方も、試していただければ効果の高さを実感してくださるはず。

そもそもこのトレーニングは、身体パフォーマンスの向上のために開発したものです。数多くの分野のアスリートや、子どもたち、高齢者の方々、女性のみなさんに指導していくなかで、「腹囲が大きく減少した」「体重が減少した」「お尻や下半身が引きしまった」という声を多く聞き、**ダイエット効果を発見**したのです。ダイエットという〝二次的な効果〟は、身体パフォーマンスの向上という当初の目的をしのぐほどの体感でした。研究のために集め続けた医学的なデータも、その体感を裏づけています。これほどにエビデンス（医学的根拠）のあるダイエット法は、他のどこを探しても、見つからないはずです。

ぜひ、みなさんも、どれからでもいいので、トライしてみてください。ダイエット効果とともに、**自分自身の心と体がよりよくなっていくことが実感でき、毎日が心地よく変わっていくはず**です。

「自律神経トレーニング」体験者からのうれしい声！

1回やっただけで体がぽかぽか。手足がむくまなくなった
23歳・ダンサー

お尻から太モモにかけて下半身がやせてジーンズがゆるゆるに
29歳・医師

20キロの産後太りも無理なく1カ月で10キロ落とせた
37歳・バレエ教室講師

頑固な便秘がスルリと出て、下腹部マイナス3cm！
35歳・主婦

更年期の症状がラクになった気がします
50歳・主婦

失敗したことをクヨクヨ考えずに「とりあえず寝よう」と思えるように
28歳・会社員

30歳過ぎてから髪の毛が細くなった気がしていたが、いつの間にかその悩みも解消。白髪が減った
56歳・会計士

悩みだった冷えが解消して、肌のツヤもアップ
39歳・看護師

仕事のミスが減った。企画会議で自分のアイデアが通るように
36歳・企画職

「自律神経トレーニング」のルール

- □ 無理はしない＆頑張り過ぎない
- □ 血流がよくなるイメージを持つ
- □ 胴体をしっかり安定させ、腕全体、足全体を動かす
- □ どこに効いているのかを意識する
- □ なりたい体型・目指す体（ゴール）を最初に思い描く

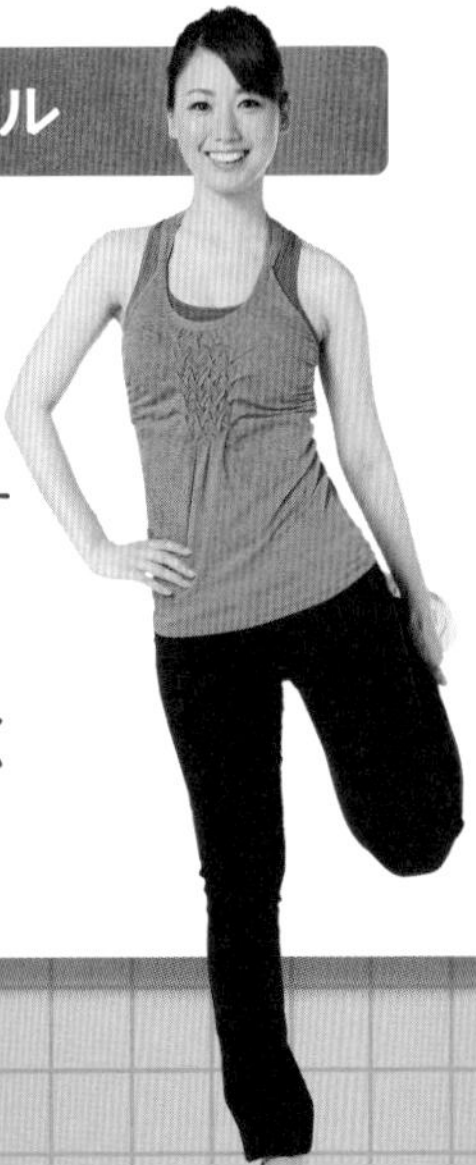

23 まずは、ゆったりリラックス！体と心の準備を整えよう！

タッピング 緊張がゆるみ、気持ちの波が静まっていく

【タッピング】は3本の指で頭や手首をトントントンと軽くたたいてツボを刺激する「リラックス法」です。いつでもどこでも簡単に、副交感神経を活性化できます。特に緊張したとき、仕事を終えて帰宅したとき、自律神経を気持ちよくリセットしましょう。トレーニングの前に行なうと、リラックスした状態で始められるので、筋肉や臓器へ負担をかけずに血流を促進できます。

顔や頭には副交感神経の働きを高めるツボがたくさんあります。ツボをピンポイントで叩かなくてもリラックス効果は得られるので気軽に取り入れてみましょう。

使うのは、**人さし指、中指、薬指の3本**。タッピングでは、強くたたいてはいけません。3本の指の指先をギュッと押しつけるか、ほんの軽く触れるかにしましょう。実は、強くたたくよりも、意外にも、軽く触れた刺激のほうが、体は敏感に反応します。**副交感神経も同様に、かすかな刺激のほうが活性化しやすいもの。**強くたたかずに、やさしくタッピングしましょう。副交感神経の機能がアップして血流が促進されます。全身の〝力み〟がとれる効果もあります！

タッピング

1 頭を軽くトントンたたく

前から後ろへ、続いて側頭部を上から下に向かってたたいていきます。

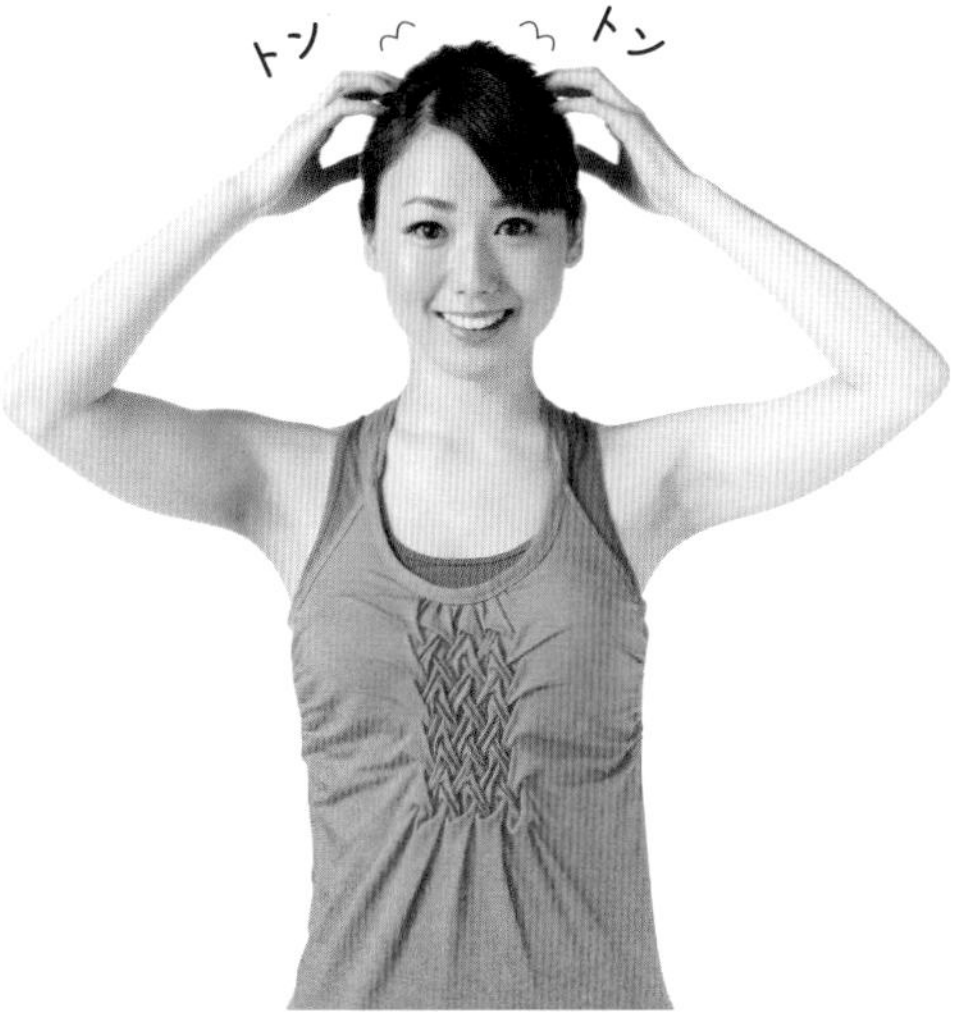

スタートはここから

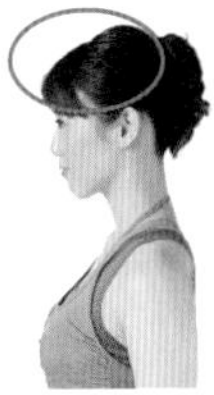

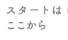

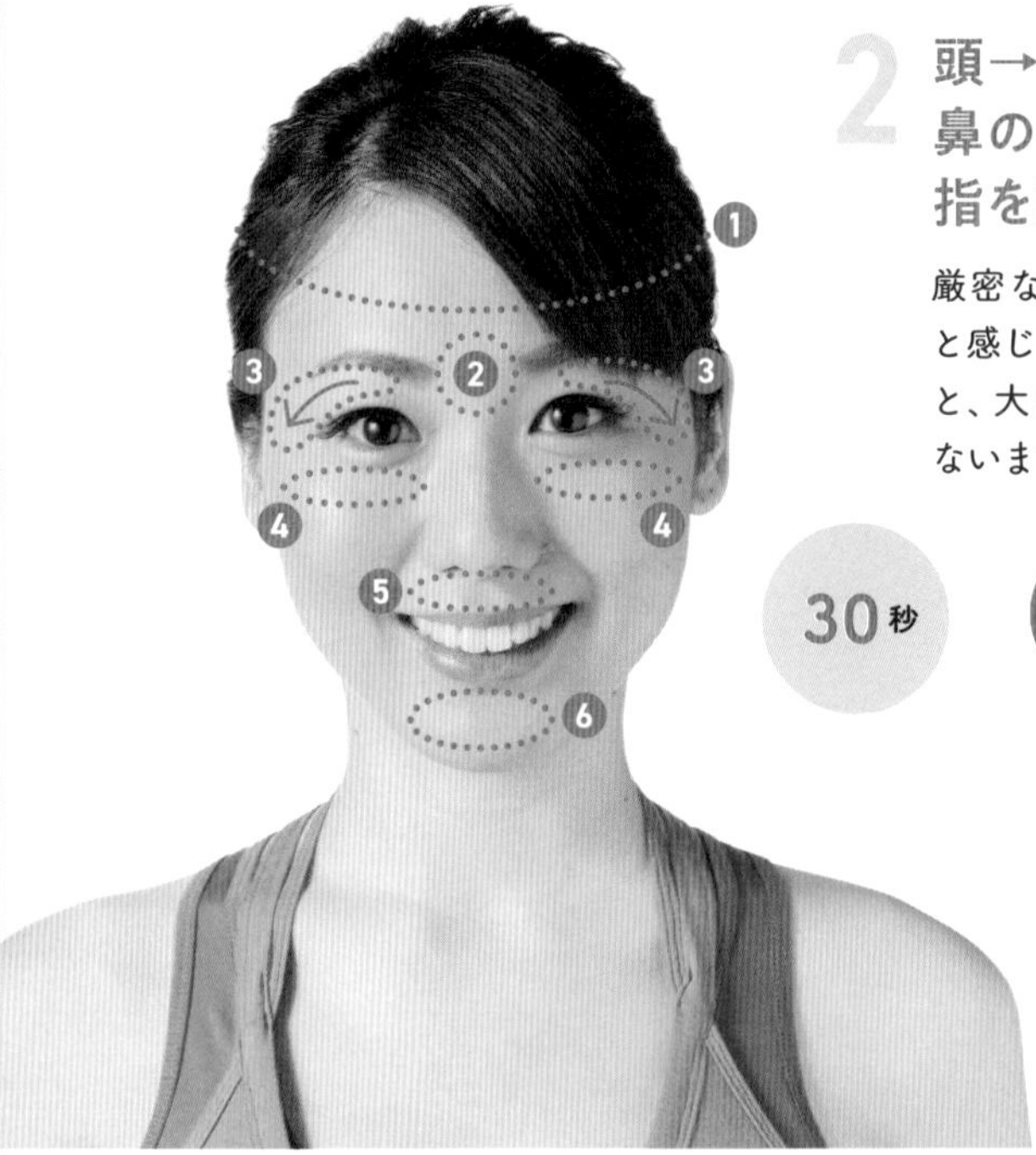

2 頭→眉間→眉→目の下→鼻の下→アゴの順に指を動かしていく

厳密な位置は気にせず、気持ちいいと感じる場所をタッピング。ゆっくりと、大きく呼吸しながら約30秒間行ないます。

30秒

ココに効く！ 副交感神経&全身の血流

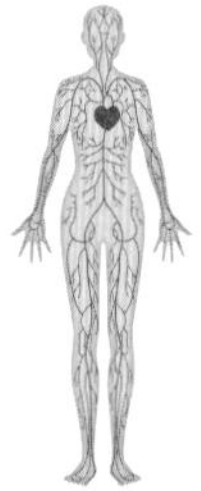

24 自律神経を整え、インナーマッスル強化の腹式呼吸！

ドローイン呼吸法 内臓の血流もよくなる！

26頁で述べたように、呼吸を整えることが、自律神経の安定につながります。

ここでは、横隔膜《おうかくまく》やお腹まわりのインナーマッスルを効率よく刺激して自律神経を整える**【ドローイン呼吸法】**をご紹介しましょう。

横隔膜やお腹まわりのインナーマッスルトレーニングになる他、内臓の血流が促進されるため、内臓を強化する効果もあります。

その手順は、次の通りです。

①お腹に手を置き、息を吸う

②口をすぼめて息を吐く

お腹の空気をすべて出しきるようしっかり吐きます。お腹と背中がくっつくイメージを持つと、吐きやすいでしょう。

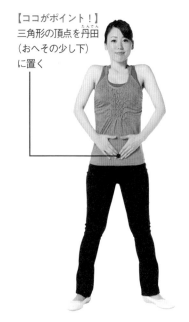

【ココがポイント！】
三角形の頂点を丹田《たんでん》（おへその少し下）に置く

ドローイン呼吸法

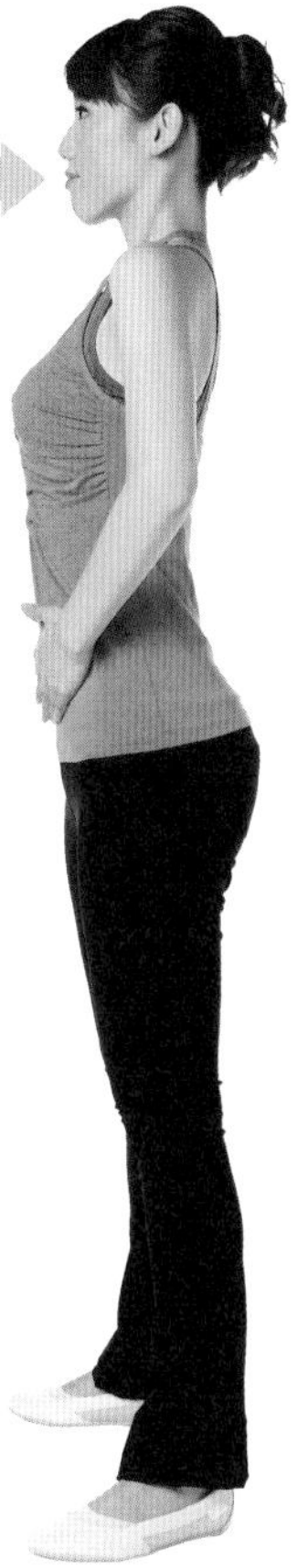

吸う
4秒

1 お腹に手を置き、息を吸う

脚を肩幅に開いて立ちます。両手の親指と人さし指で三角形をつくってお腹に置きましょう。そのまま4秒かけて鼻から息を吸います。

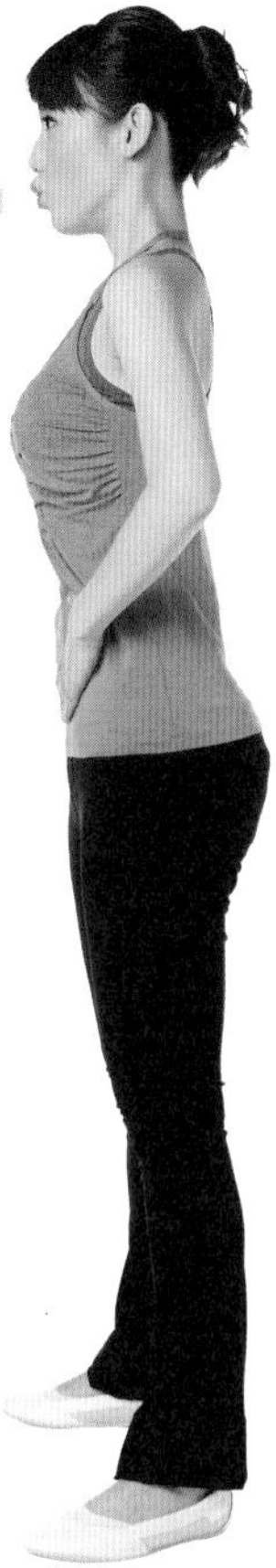

吐く
8秒

2 口をすぼめて息を吐く

8秒かけて口から息を吐きます。お腹と背中がくっつくようなイメージで、すべての息を吐ききってください。

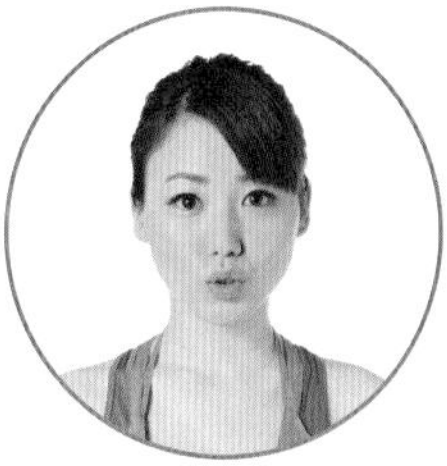

【ココがポイント！】
息を吐くときは口をすぼめる

3セット

ココに効く！

横隔膜

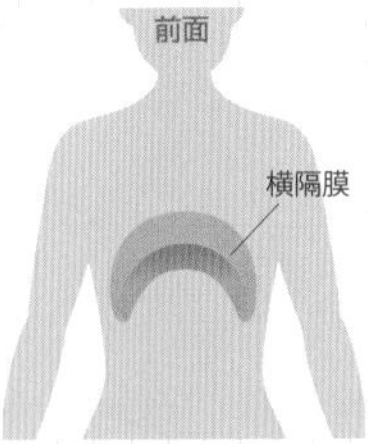

お腹まわりの筋肉

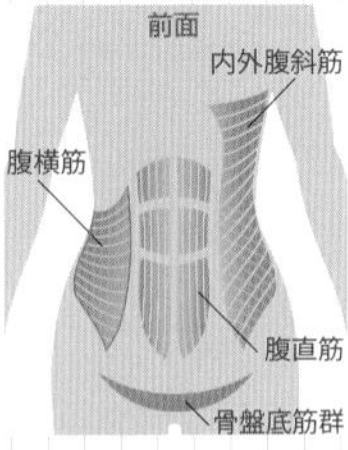

お腹深部の筋肉

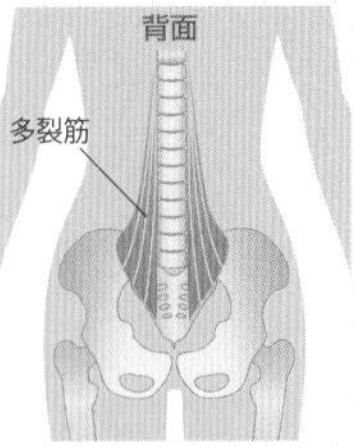

25 腸を効率よく刺激して、ぜん動運動を促進！

お腹しぼり ぽっこりお腹も凹む！

前述したとおり、自律神経を整えるには「腸」が重要。そこで腸を刺激する3つのトレーニングをこれからご紹介していきましょう（67～71頁）。

腸は、**内外からの刺激にとてもよく反応する臓器です**。たとえば、朝起きてすぐに、コップ1杯の水を飲むと、胃の重さが腸への刺激となり、便意のきっかけになるほどです。マッサージをする・体をひねる・伸ばすなどの刺激や、歩く・走るといった運動も、腸をほどよく刺激します。じつは、**腸そのものには動くための筋肉はないため、何らかの刺激を与えることが不可欠**なのです。

そして、腸をサイドからまんべんなく刺激できるのがこの**【お腹しぼり】**です。「しぼる」ことで効率よく腸の調子を整えられます。**内臓とインナーユニット（体幹のコア）を強化するエクササイズです。背骨の動きをスムーズにする効果もあります**。その手順は、次の通りです。

①肋骨のすぐ下を左右からつかむ

②両手でお腹をしぼりながら体を前に倒したり反らしたりする

大切なのは、お腹にあてた手にギュッと力を入れて、腹圧を高めることです！

お腹しぼり

1 お腹上段をしぼりながら前屈

肋骨のすぐ下を、左右からつかみます。全身を伸ばしながら反り、手で前へギュッとお腹をしぼりながら前屈。これを8回くり返します。反るときに息を吸い、前屈でフッと吐くこと。

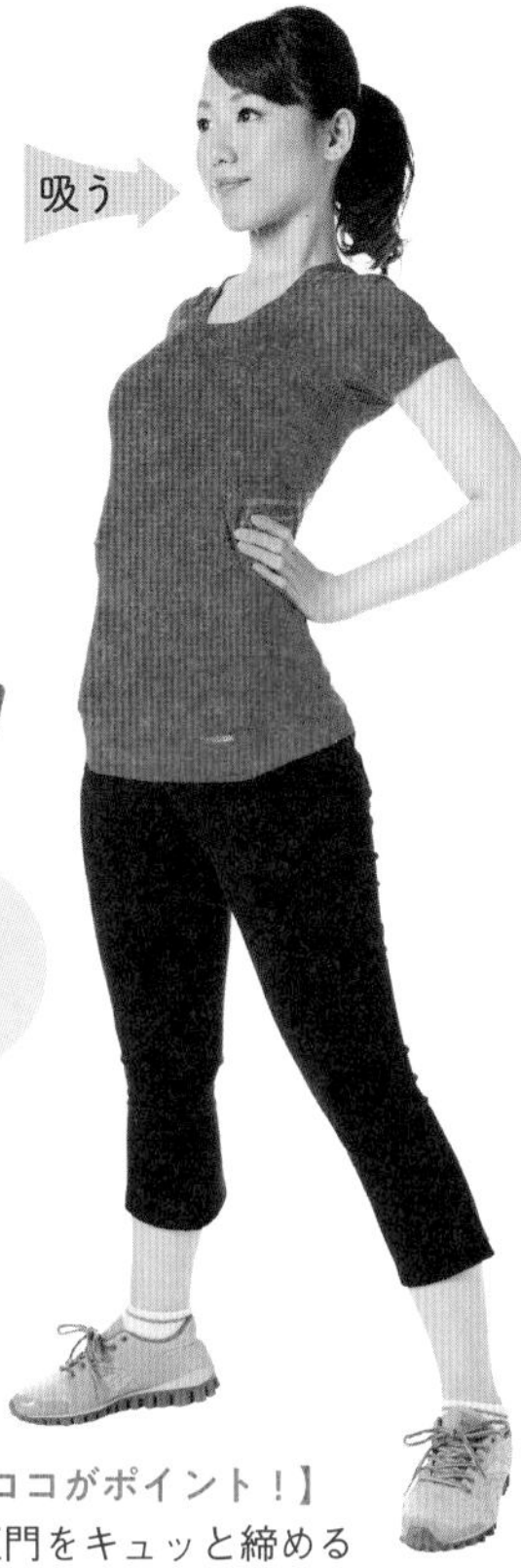

【ココがポイント！】
肛門をキュッと締める

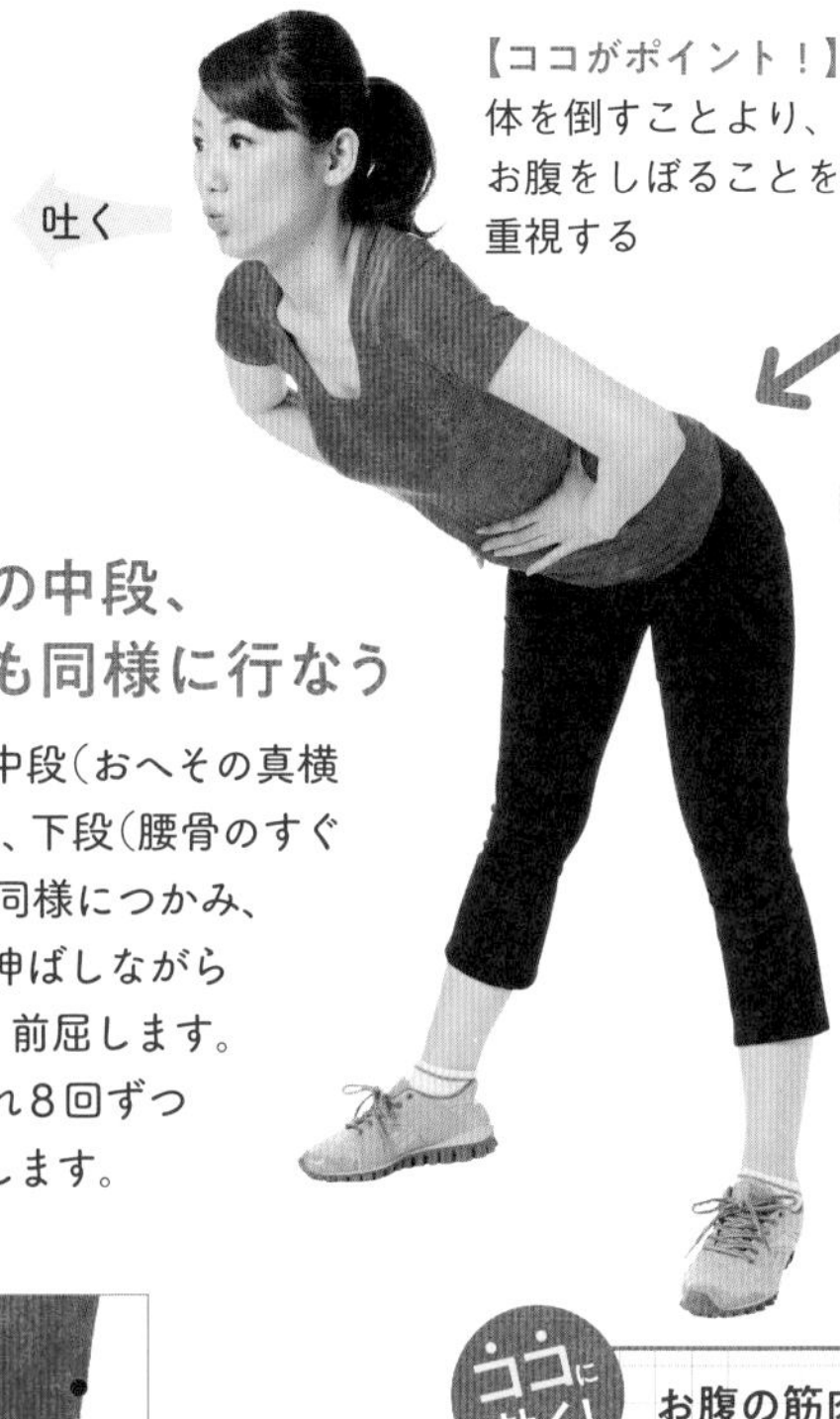

【ココがポイント！】
体を倒すことより、お腹をしぼることを重視する

各8回

2 お腹の中段、下段も同様に行なう

お腹の中段（おへその真横あたり）、下段（腰骨のすぐ上）も、同様につかみ、全身を伸ばしながら反って、前屈します。それぞれ8回ずつくり返します。

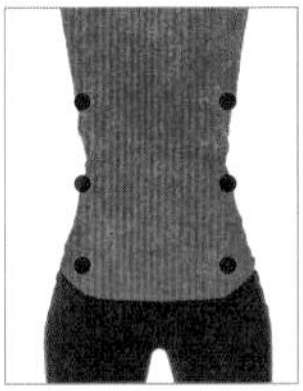

全3カ所

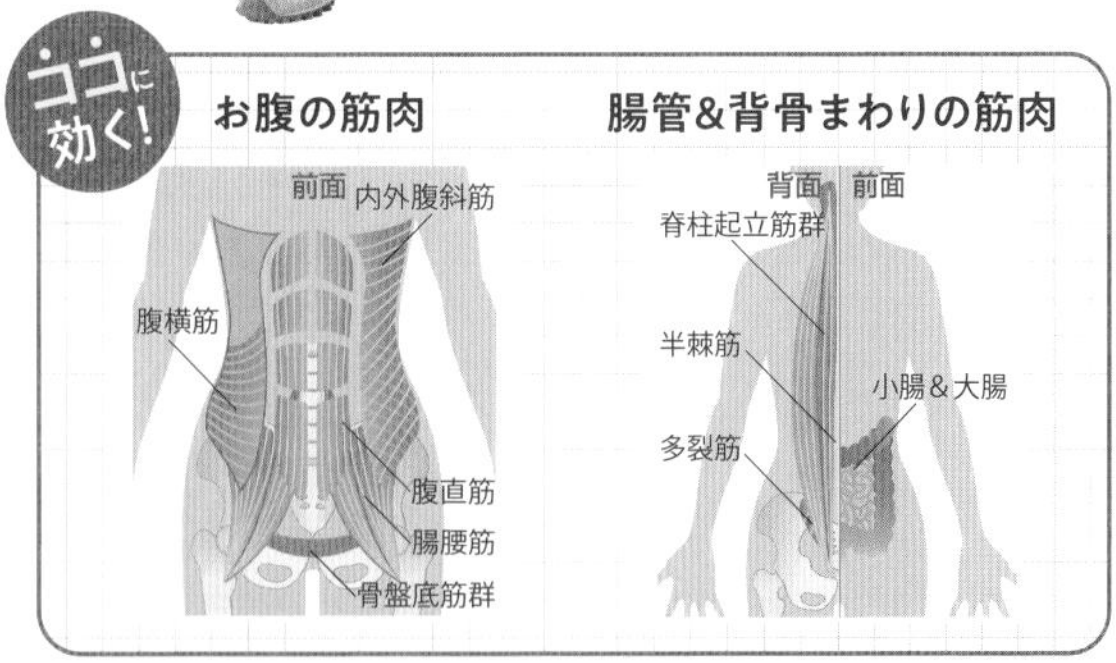

26 骨盤のゆがみも改善！腸管まで「刺激よ、届け！」

対角線・腰回し体操　宿便もごっそりなくなる！

健康な人でも、腸には死んだ細胞などの老廃物《ろうはいぶつ》を含めると、だいたい3キロくらいの宿便があるとされています。そんな宿便をスッキリ排出するために、また、不規則な生活が続き、便秘がちになってしまったとき、腸の働きが弱ってしまったときなどに、**【対角線・腰回し体操】**を行なうといいでしょう。**お腹やせにも、効果バツグンです。**

お腹を対角線上にギュッとつかみ、骨盤を回すことで、腸管まで刺激を届けます。肛門《こうもん》をキュッと締め、腹圧をかけて回旋することで、**「骨盤底筋群」というインナーマッスルが鍛えられます。**

その手順は、次の通りです。

①お腹の対角線位置をギュッとつかんで骨盤を大きくゆっくり回す

②左右の手の位置を変えて同じように回す

このトレーニングでは、便がたまりやすい場所をつかんで刺激することがポイントです。

位置をおざなりにしたり、骨盤を回す途中で手の力が緩んだりしないよう、気をつけましょう。

片手は肋骨のすぐ下に。もう片方の手は腰骨のすぐ上に。8回回したら、左右手を入れ替えて反対回しを8回繰り返しましょう。

対角線・腰回し体操

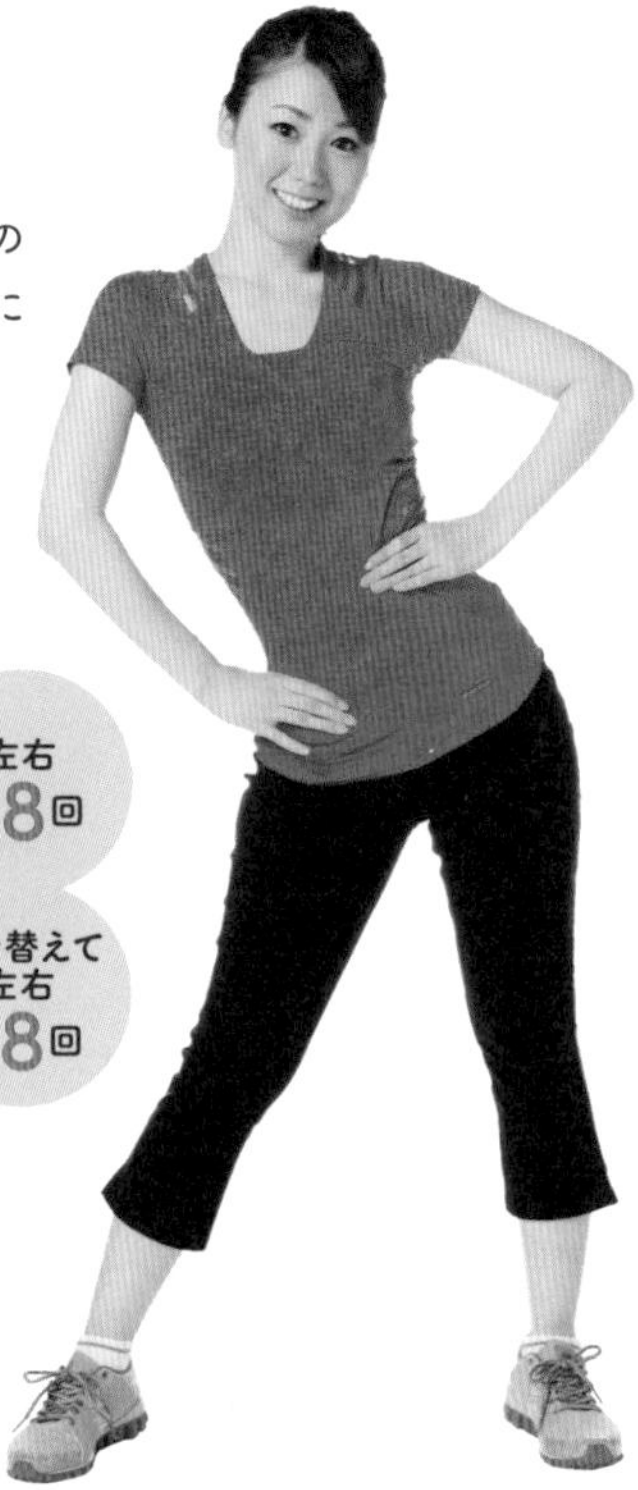

1 お腹の対角線上の位置を ギュッと つかんで骨盤を大きくゆっくり回す

片方の手で肋骨のすぐ下を、もう片方の手で腰骨のすぐ上をつかみ、骨盤を回します。お腹の奥、腸管に圧を感じながら、大きく回しましょう。

８回回したら、逆方向へも。


【ココがポイント！】

片手は肋骨のすぐ下に。もう片方の手は腰骨のすぐ上に。正確な位置をギュッとつかむこと

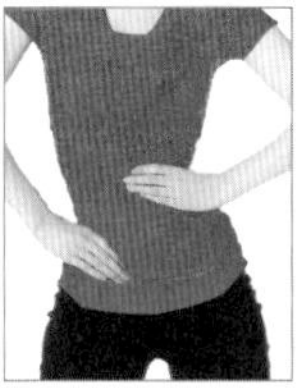

左右
各8回

手を替えて
左右
各8回

2 左右の手の位置を替えて同じように回す

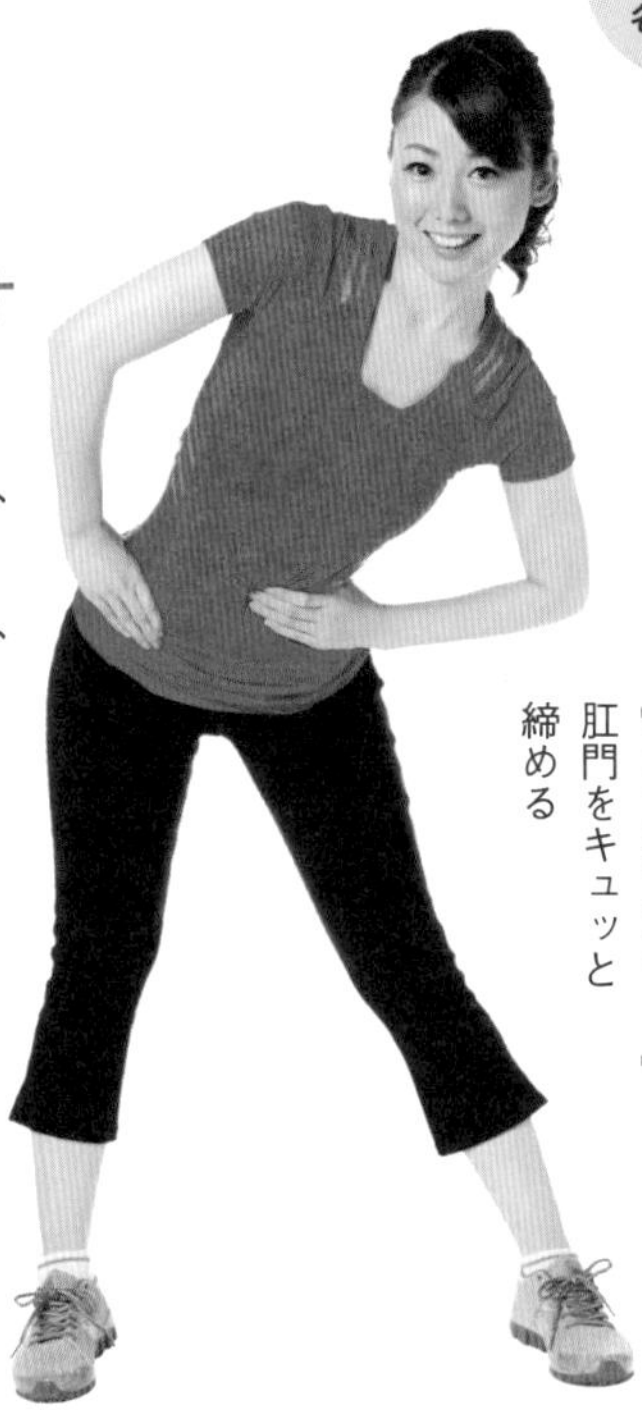

肋骨の下をつかんでいた手を腰骨の上に、腰骨の上をつかんでいた手を肋骨の下に、左右の手を入れ替えます。

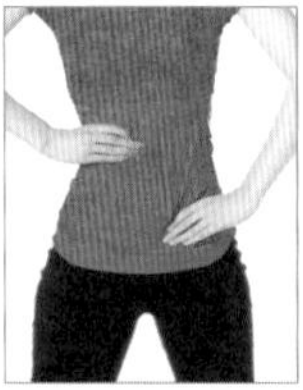

【ココがポイント！】
肛門をキュッと締める

ココに効く！

腸管&インナーユニット

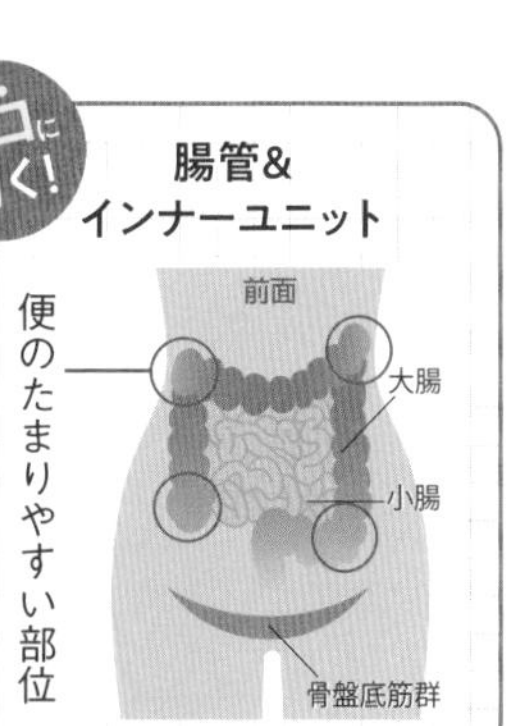
前面
便のたまりやすい部位
大腸
小腸
骨盤底筋群

27 体質レベルで便秘が改善！

わき腹つかみ・骨盤回し　肩甲骨周辺を刺激する効果も！

腸内環境をよくして自律神経を整えるトレーニング3つ目は**【わき腹つかみ・骨盤回し】**です。

交差させた手でわき腹をしっかりつかみ、骨盤を大きく回して、腸の動きを促しましょう。腕をグッとお腹に引きつけることで、腕につながる肩甲骨を刺激する効果もあります。

その手順は、次の通りです。

①腕を体の前で交差させ、わき腹をつかむ

②大きく円を描くように体を回す

腸管まで刺激を与えるためにお腹をつかみますので、手の力を緩めてはいけません。しっかりつかんでお腹をロック！　**腕だけで持つのではなく、肩甲骨が左右に開いているのを感じましょう。**

＊

以上、腸を刺激する3つのトレーニングを紹介してきました。お腹が弱い方のなかには、腸に刺激を与えることに不安を感じる人がいるかもしれません。しかし、このトレーニングは下剤などとは違って、**腸の働きそのものを正常にするためのトレーニング**ですので、どなたでも行なって問題はありません。それでも心配な方だけ、控えるようにしてください。

わき腹つかみ・骨盤回し

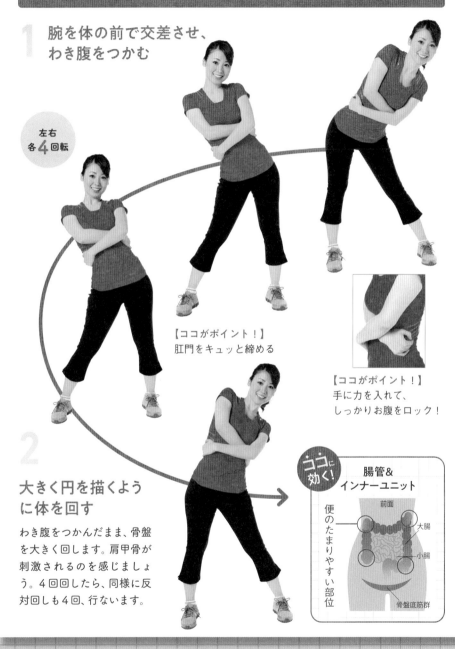

1 腕を体の前で交差させ、わき腹をつかむ

左右
各4回転

【ココがポイント！】
肛門をキュッと締める

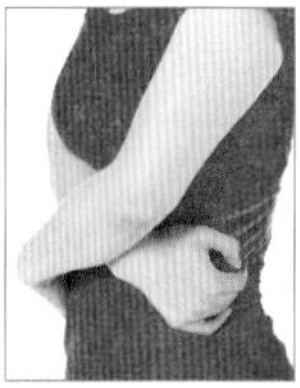

【ココがポイント！】
手に力を入れて、
しっかりお腹をロック！

2 大きく円を描くように体を回す

わき腹をつかんだまま、骨盤を大きく回します。肩甲骨が刺激されるのを感じましょう。４回回したら、同様に反対回しも４回、行ないます。

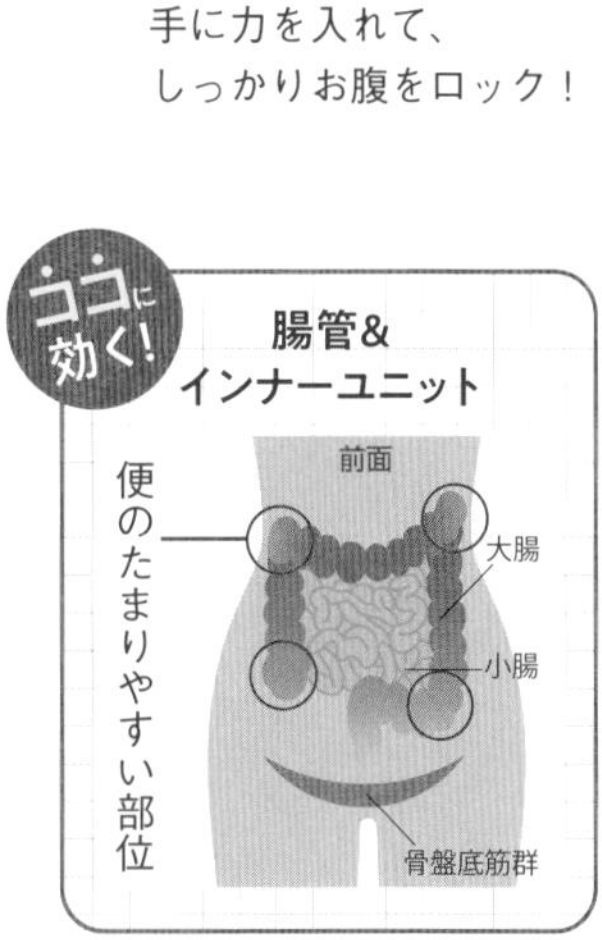

28 下半身の関節&筋肉をリラックスさせて自律神経を整える!

片足立ち足首揺らし

むくみやすい足の血流改善! バランス感覚の向上も!

繰り返しますが、自律神経と血管や血流は密接な関係にあります。**血流が悪くなることも自律神経に影響を与えます。**

特に足は心臓から遠い位置にあるため、血流やリンパ液が滞りがちです。仕事中は座りっぱなしであまり動かないという場合、筋肉や関節をほぐしたり、血流をよくしたりするのも自律神経を整えるのに効果的です。

【片足立ち足首揺らし】は、足首から股関節まで、足全体をリラックスさせると同時に、**血流を促してむくみや冷えを解消します。**体幹と下肢をスムーズに連動させ、股関節まわりの筋肉に刺激を与えます。

その手順は、次の通りです。

①片足立ちになって足首をつかみブラブラ揺らす

このとき足の甲をつかむと、足全体の筋肉がホールドされ、揺すってリラックスさせることができません。**足首の少し上を持ちましょう。**

片足立ちになることで、バランス感覚の向上も狙えます。フラつくようなら最初は壁などに手をついても構いませんが、慣れたら片手は腰にあてましょう。転倒には充分注意してください。

片足立ち足首揺らし

片足立ちになって足首をつかみブラブラ揺らす

足首の少し上をつかんで片足立ちになり、カカトをお尻へ引き寄せます。そのまま12秒間足先を揺らしたら、左右を替えて同様に行ないましょう。

左右各12秒

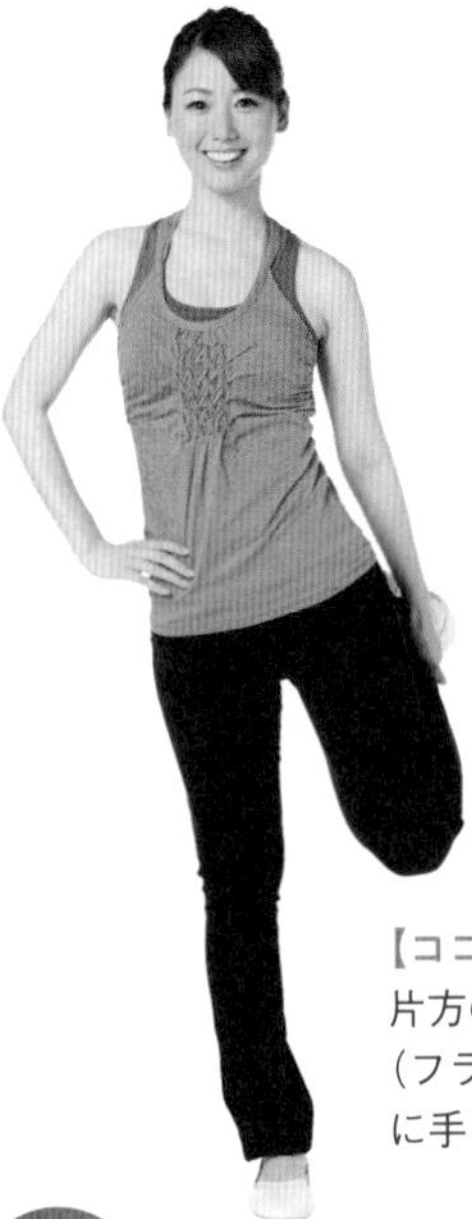

【ココがポイント！】
片方の手は腰にあてる（フラつく場合は壁などに手をついてもＯＫ）

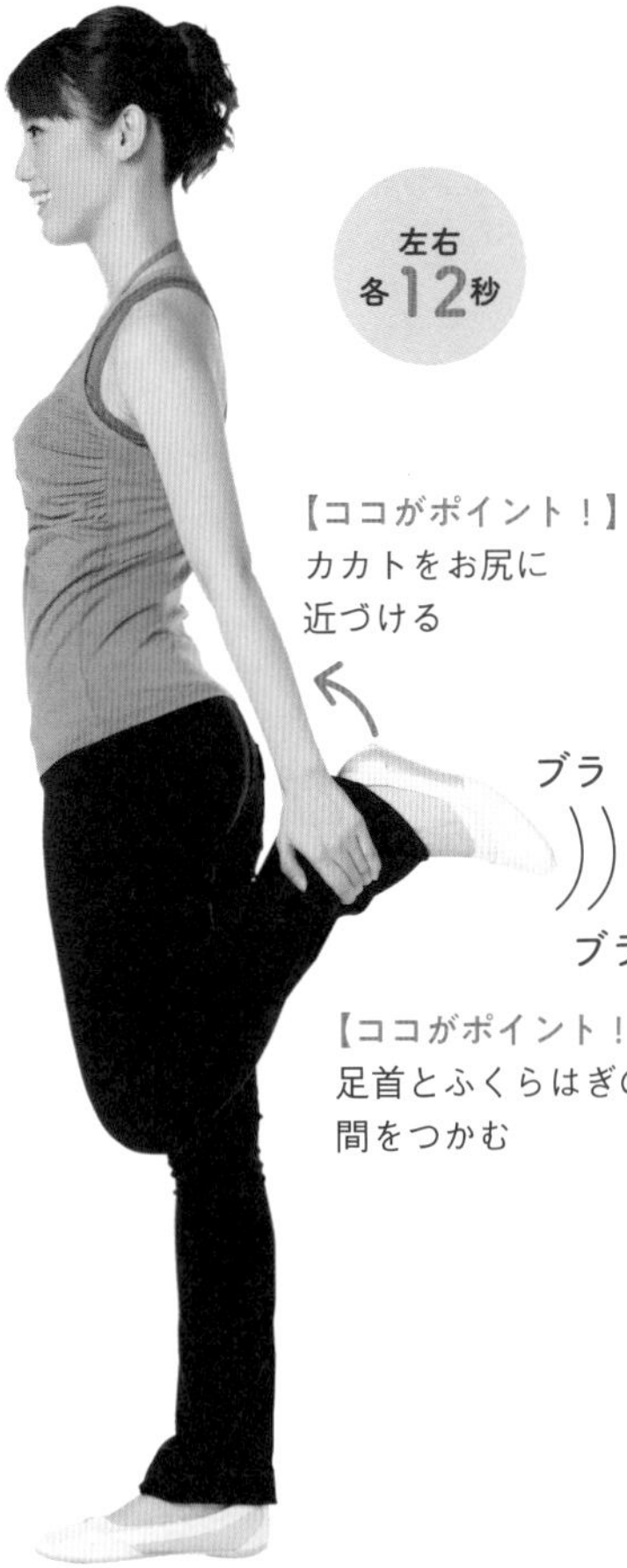

【ココがポイント！】
胸は反りぎみになるくらいに張る

【ココがポイント！】
カカトをお尻に近づける

【ココがポイント！】
足首とふくらはぎの間をつかむ

ココに効く！

お尻から裏モモの筋肉

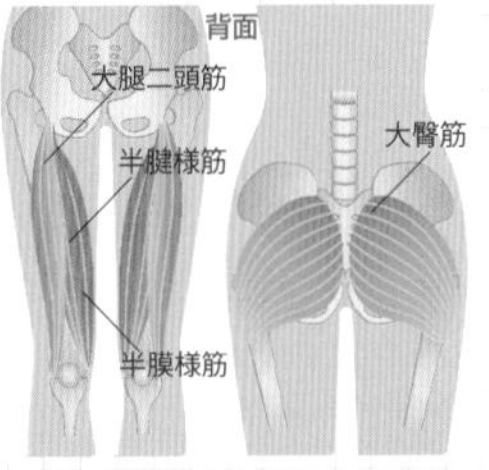

下腹部の筋肉

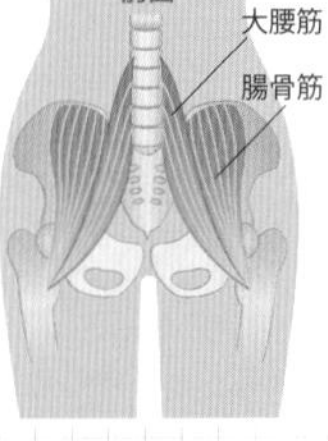

下肢の関節

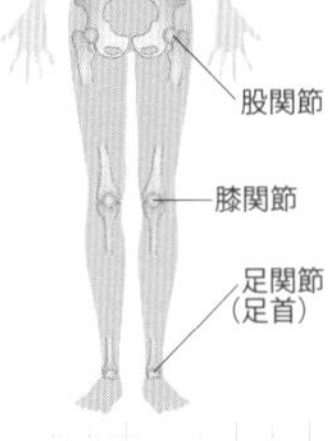

29

「体幹部」を刺激して、全身の血流をよくする！

グーパー回し **手合わせストレッチ**

ダイナミックストレッチで基礎代謝アップ

体幹部を刺激して代謝を上げ、自律神経を整えるトレーニングを2つ紹介しましょう。

【グーパー回し】と**【手合わせストレッチ】**です。

この2つのトレーニングは、手の指先から足のつま先まで伸ばしながら体を倒したり回したりすることで、全身の筋肉を伸ばすことができます。**全身の筋肉がよく伸びると、血流がよくなり、自律神経が整いやすくなります。**

指先から足先の毛細血管、体の隅々までサラサラと血液が流れていく様子を思い描きながら体を動かしましょう。

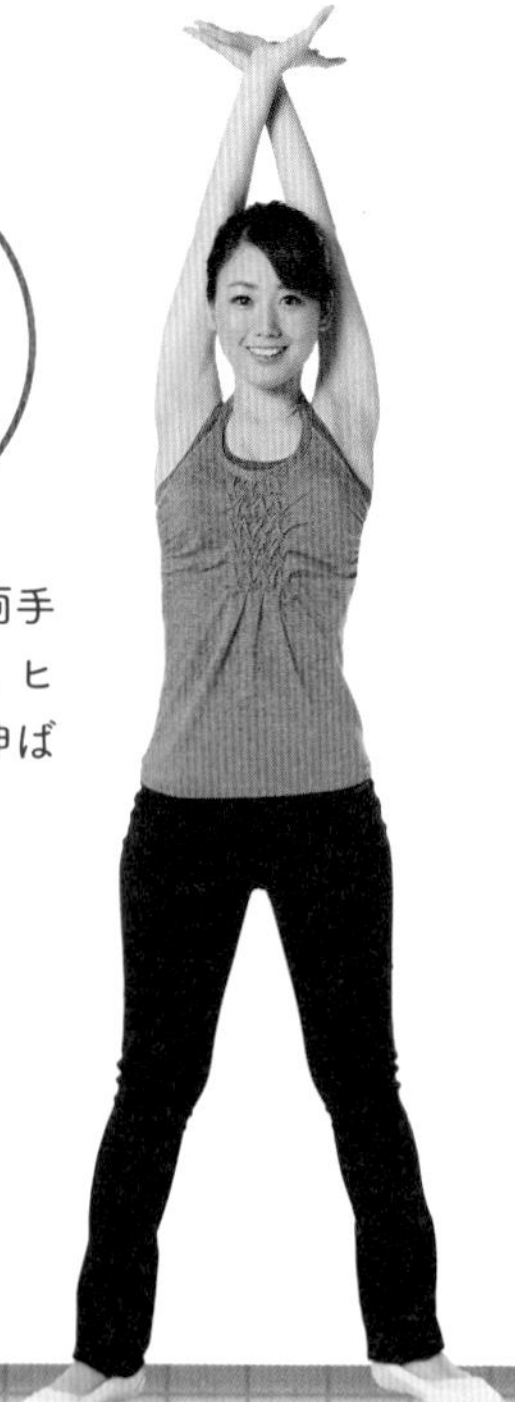

足を肩幅に開き、両手首を頭の上で交差。ヒジは、しっかりと伸ばしておきましょう。

グーパー回し

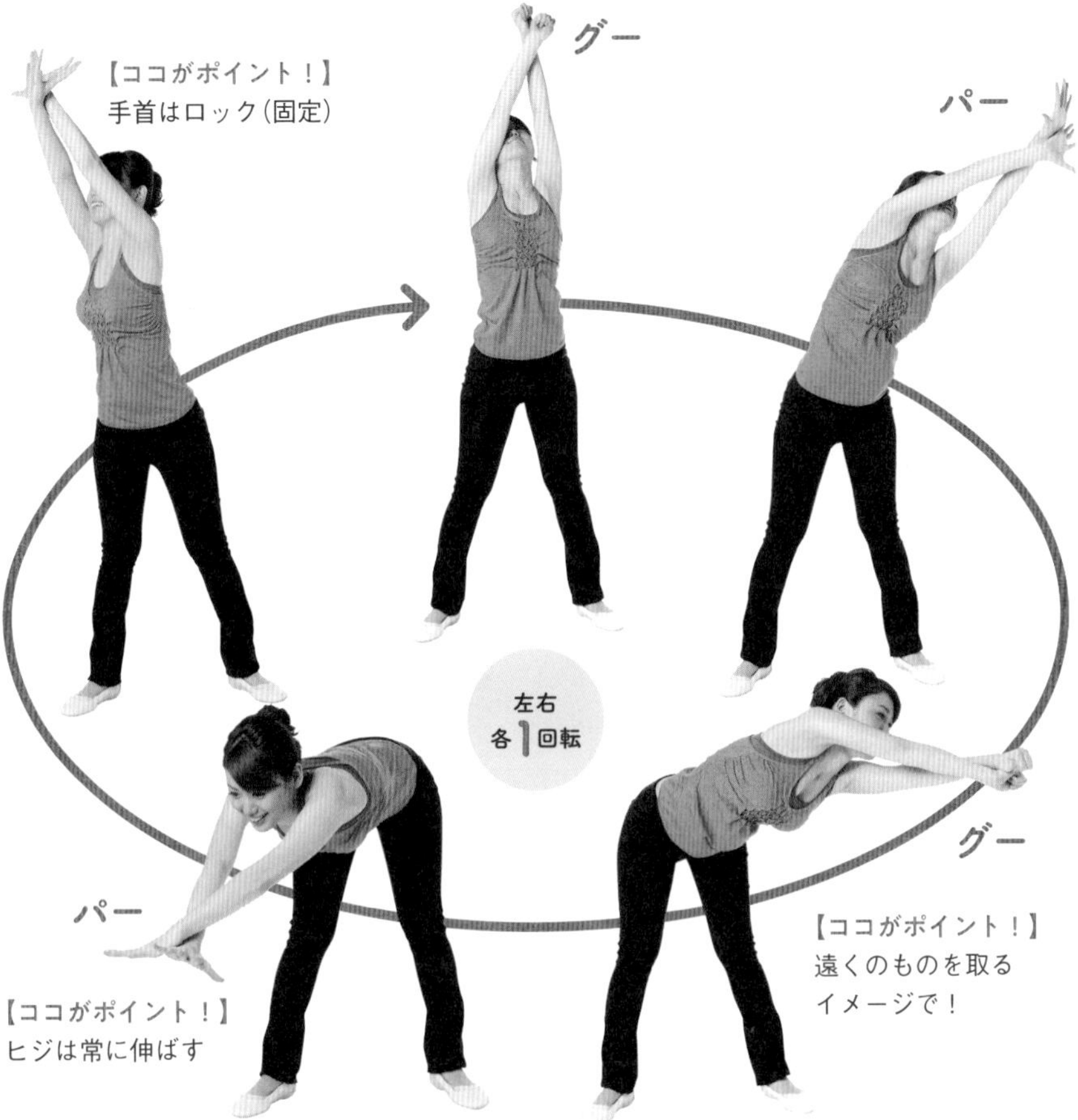

【ココがポイント！】
手首はロック（固定）

【ココがポイント！】
遠くのものを取る
イメージで！

【ココがポイント！】
ヒジは常に伸ばす

手をグーパー させながら体を回す

手を握ったり開いたりしながら、体を大きく回します。遠くのものを取るイメージを描くと、より効果的。1回転したら、反対側に回します。

ココに効く！

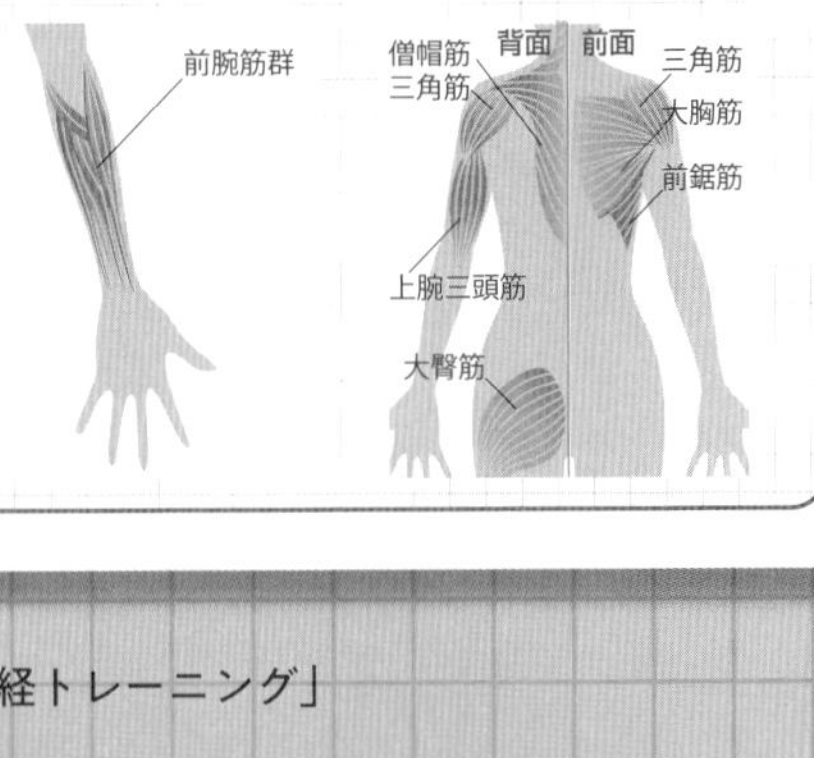

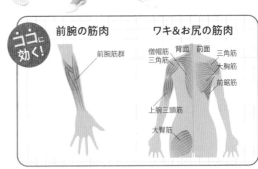

手合わせストレッチ

【ココがポイント！】
ヒジを伸ばす

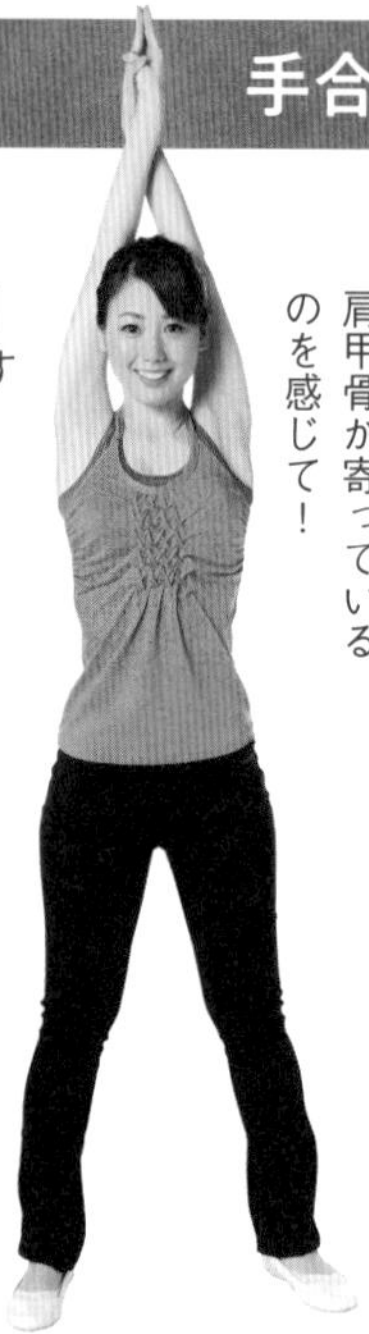

【ココがポイント！】
肩甲骨が寄っている
のを感じて！

1 手首を交差させ体を大きく伸ばす

足を肩幅に開いて立ち、息を吸いながら、手を上へと伸ばして手のひらを合わせましょう。

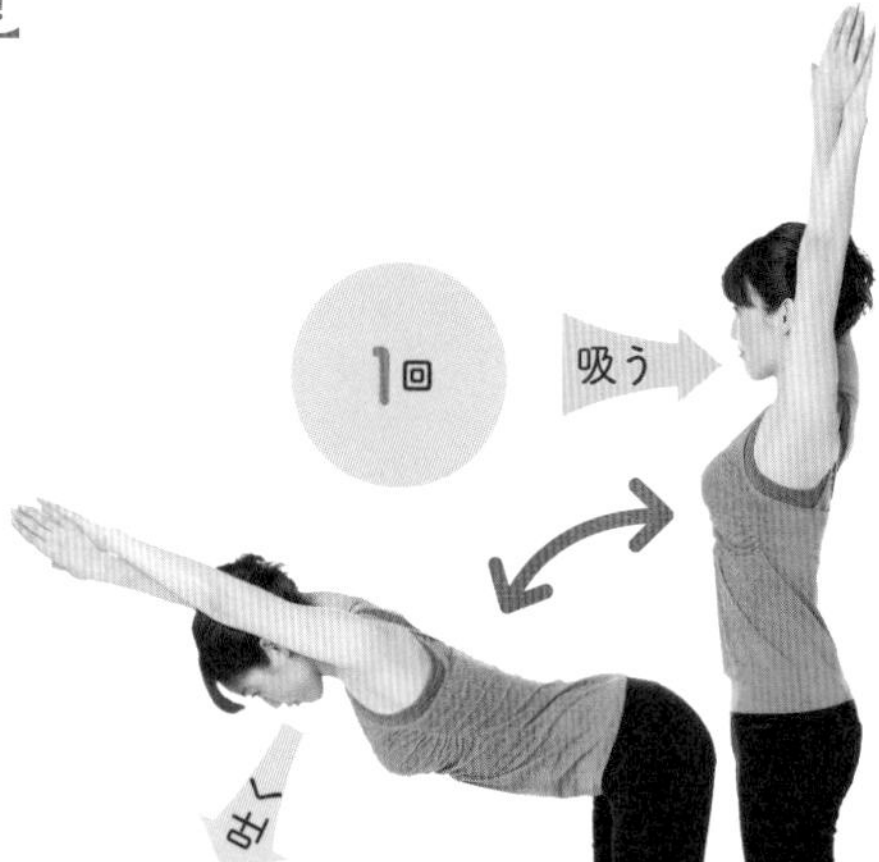

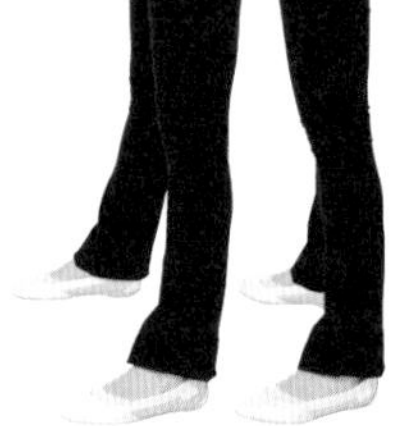

2 全身を伸ばしたまま体を前に倒す

お腹に力を入れ、息を吐きながら、ゆっくりと体を前へと倒します。続いて、息を吸いながら、ゆっくり起き上がります。

ココに効く！

肩&肩甲骨周り&腕の筋肉

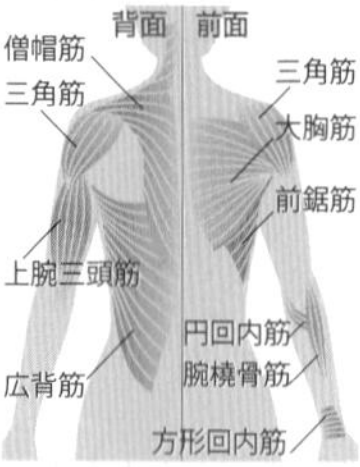

腰&太モモの筋肉

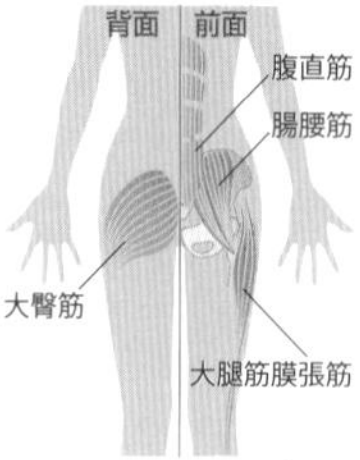

背骨まわり&下腹部の筋肉

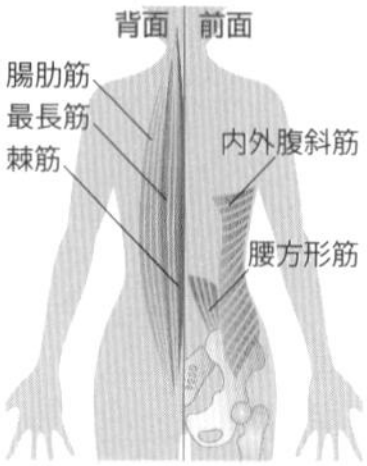

背骨間の筋肉

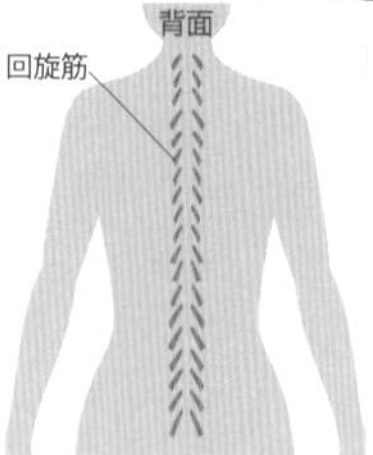

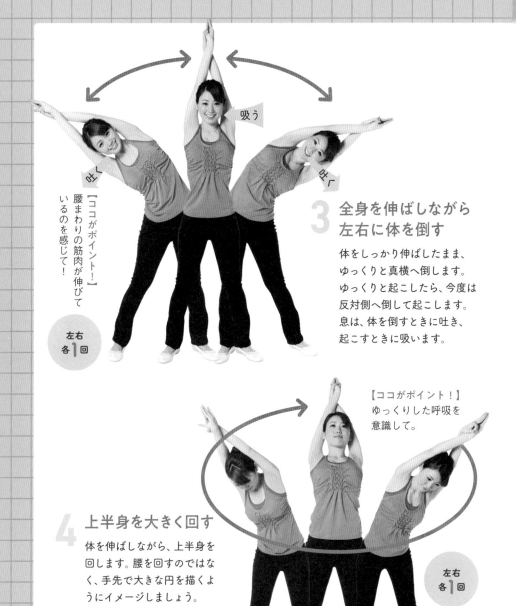

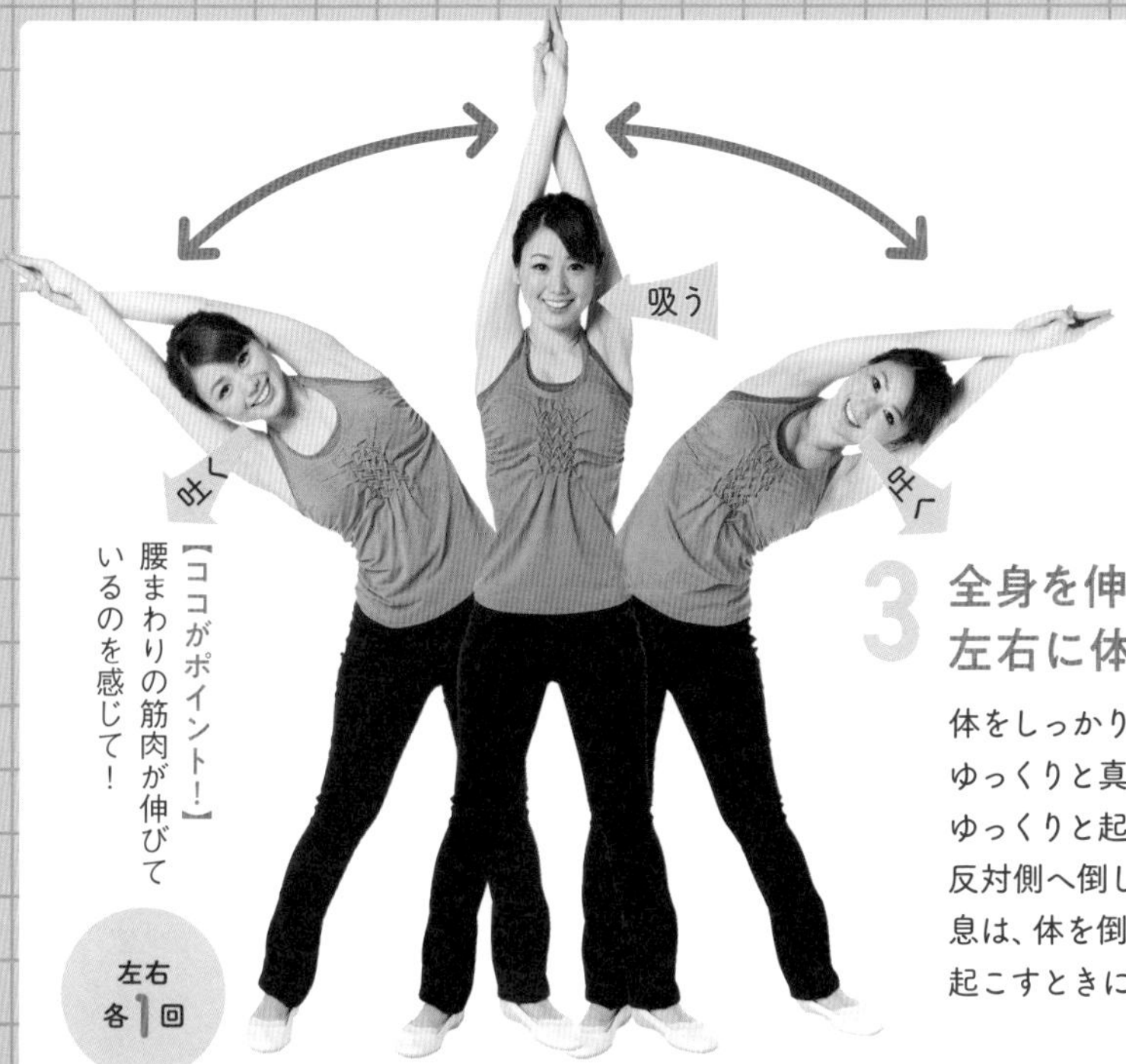

【ココがポイント！】
腰まわりの筋肉が伸びているのを感じて！

左右
各1回

3 全身を伸ばしながら左右に体を倒す

体をしっかり伸ばしたまま、ゆっくりと真横へ倒します。ゆっくりと起こしたら、今度は反対側へ倒して起こします。息は、体を倒すときに吐き、起こすときに吸います。

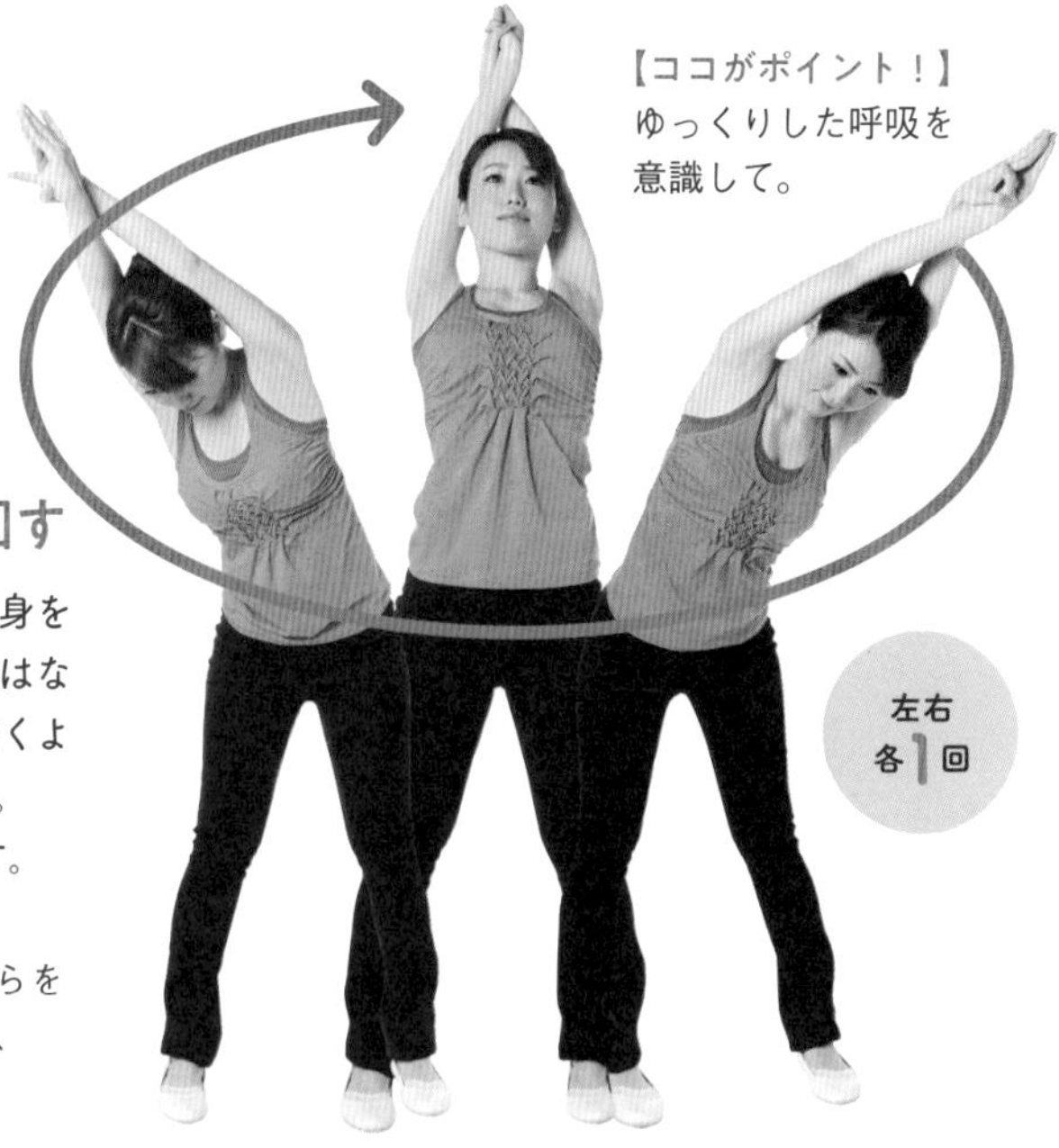

【ココがポイント！】
ゆっくりした呼吸を意識して。

左右
各1回

4 上半身を大きく回す

体を伸ばしながら、上半身を回します。腰を回すのではなく、手先で大きな円を描くようにイメージしましょう。
続いて反対側に回します。

手首を交差させて手のひらを合わせるのが難しい人は、手首交差だけでOKです。

30 全身の代謝を上げる10のトレーニング

むくみや冷えの改善、免疫力・パフォーマンスのアップ、内臓機能の向上に！

ここからは、体の1つひとつの機能を高めることを目的としたトレーニングを10個、ご紹介します。**お腹、太モモ、二の腕など特にシェイプアップしたい箇所を重点的に刺激しながら、全身の代謝をアップさせましょう。**

どこか1カ所の筋肉に負担をかけるのではなく、全身を均一にほぐしたり刺激を与えたりできるよう、工夫してありますので、やり過ぎる心配は不要です。

また、動きの要である肩甲骨、股関節の動きをスムーズにすることも、重視しました。

「脳→神経→体幹→手足」といった命令系統を強化しながら、全身を連動して動かすことが、自律神経にいい影響を及ぼします。

胴体（体幹）をしっかり据えて、腕は肩甲骨から、足は股関節から動かしましょう。**すべての動きは体幹から始まっているなど、イメージを強く持ちながらトレーニングしましょう！**

もちろん、呼吸も重要です。

自律神経が整う、やせるだけでなく、むくみ、冷えなどの改善、免疫力・パフォーマンスのアップ、内臓機能の向上などの効果が期待できます。

カカトの上げ下げ

むくみ＆足の疲れを今すぐオフ！

つま先立ちになることで、ふくらはぎなど、ヒザ下の筋肉を効果的に鍛えていきます。バランス力も強化！　アップテンポの音楽をBGMにしても◎。

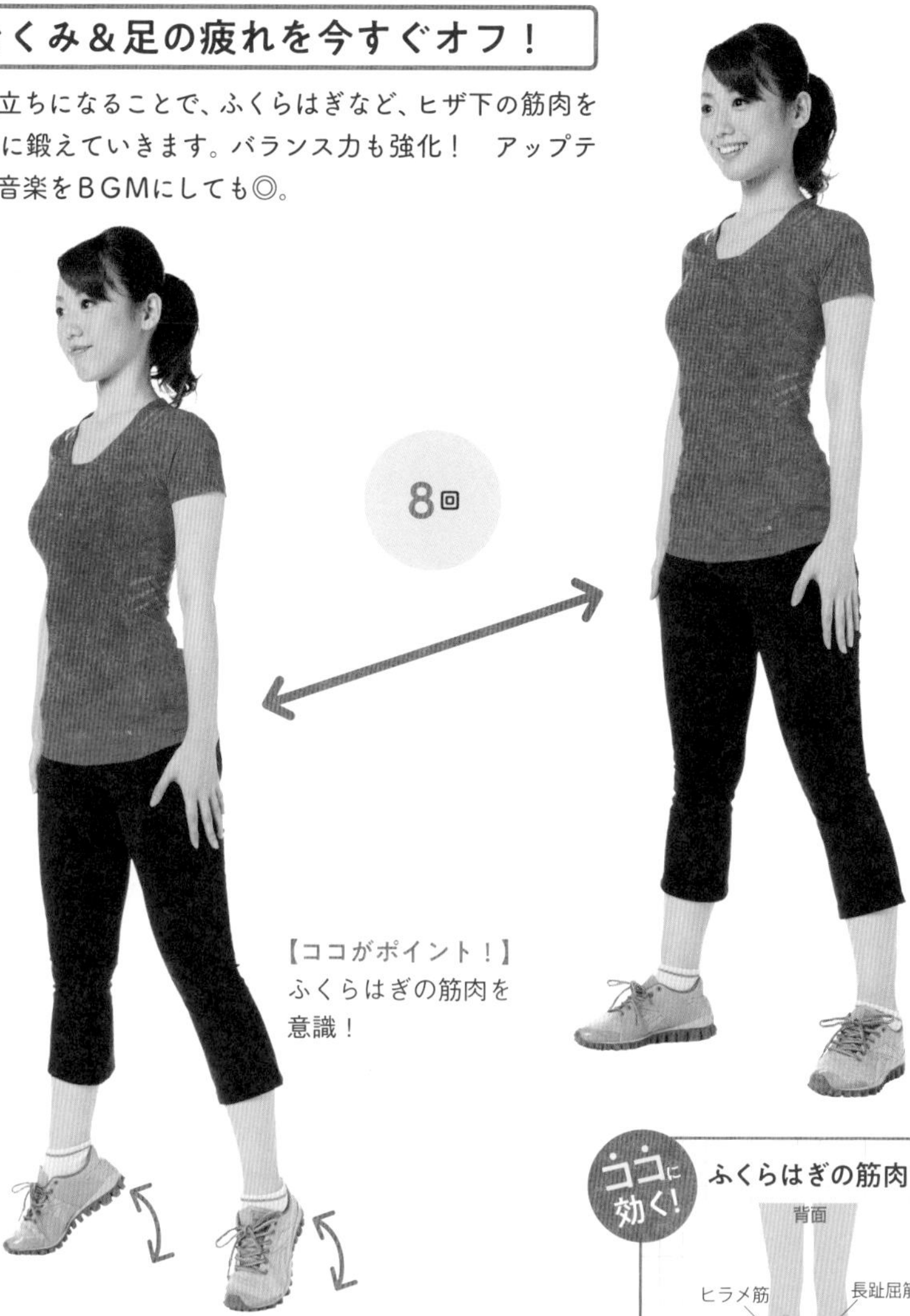

【ココがポイント！】
ふくらはぎの筋肉を意識！

リズムよくカカトを上げ下げ

肩幅に足を開いた姿勢からスタート。ふくらはぎの筋肉の張りを感じながら、カカトを上げ下げします。

ココに効く！　ふくらはぎの筋肉

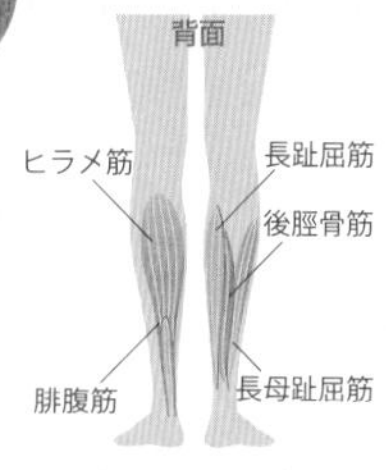

体幹を左右に揺する

内臓脂肪撃退！①

効率よく、美しく、パワフルに動くには、体幹から体を動かすのが理想です！　脳→神経→体幹→腕の情報伝達をスムーズにしていきましょう。

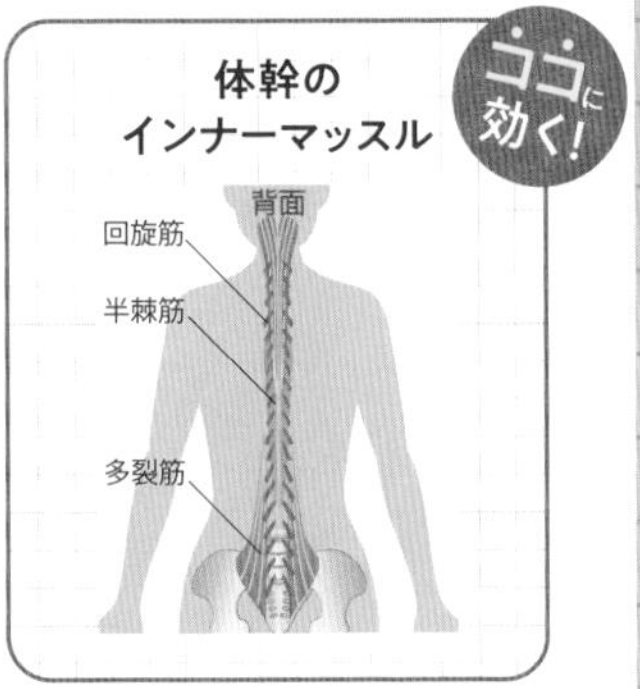

体を左右に振る動きに脱力した腕を連動させる

腕の力を抜いて、真っすぐに立ちます。続いて体を左右に揺すり、その動きに連動させて腕も左右に振りましょう。腕を動かそうとするのではなく、体幹の動きにまかせます。

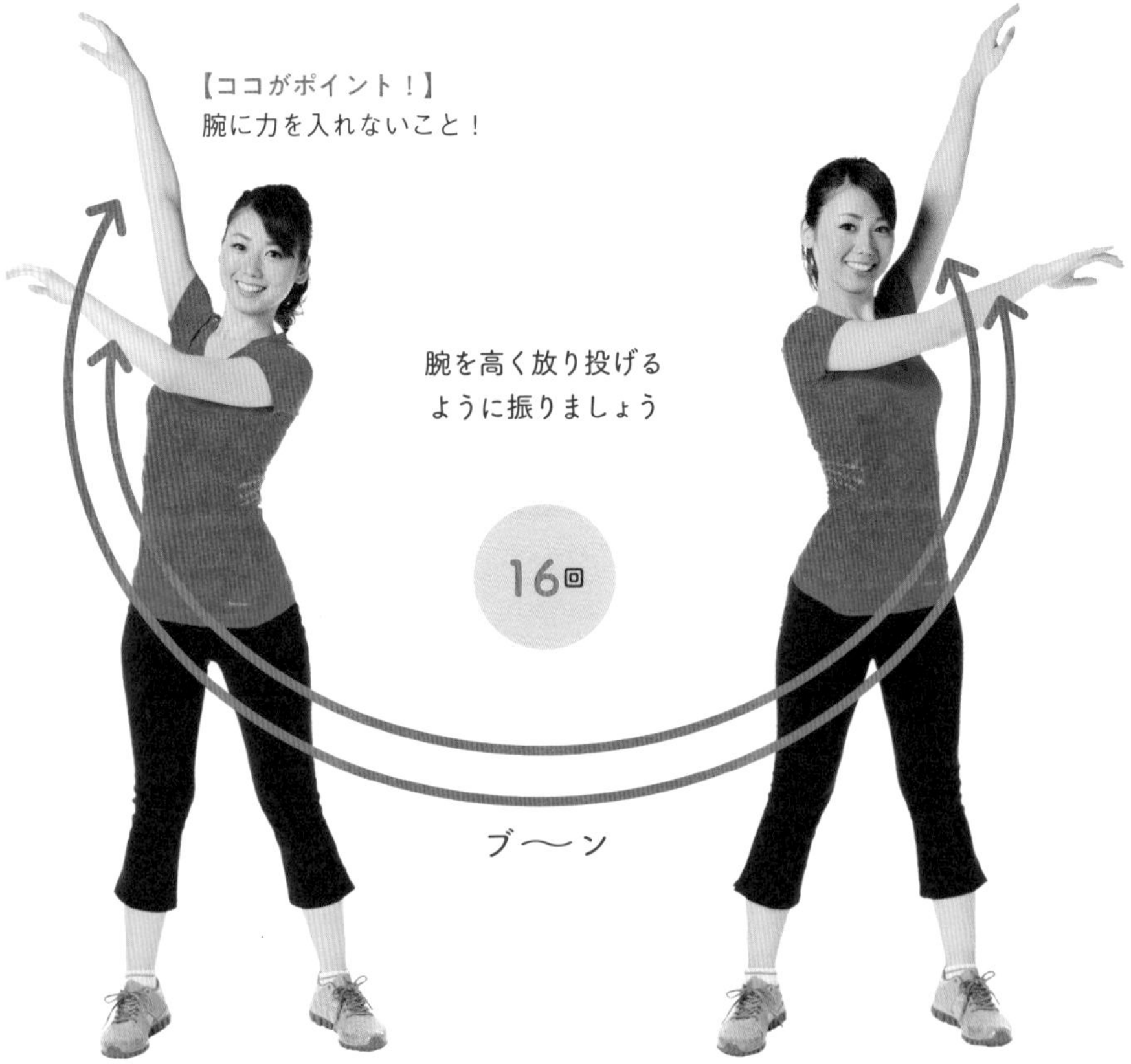

体幹を前後させ、両腕を前後に投げ上げる

内臓脂肪撃退！②

体幹の動きに腕を連動させてブラン、ブランと、大きく前後に投げ上げます。

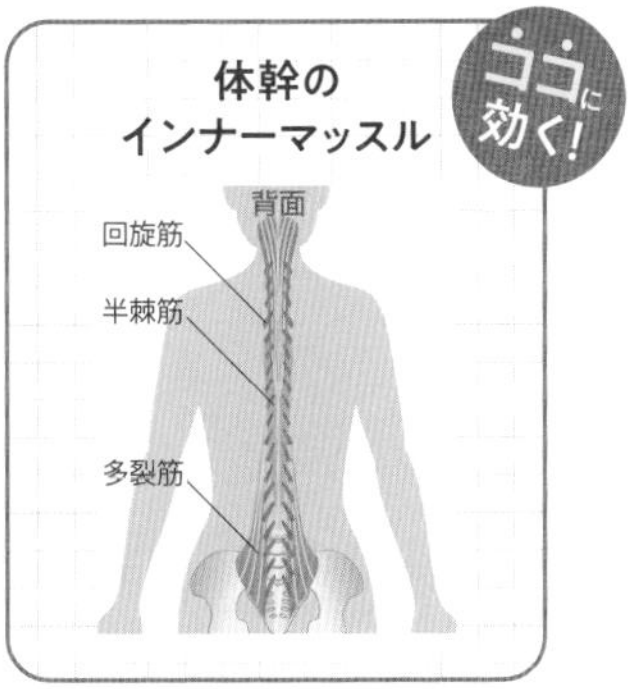

体幹を前後に振り、脱力した腕を連動させる

腕の力を抜いて、真っすぐに立ちます。体幹の右サイドと左サイドを交互に前後させ、それに連動して腕を前後に振りましょう。

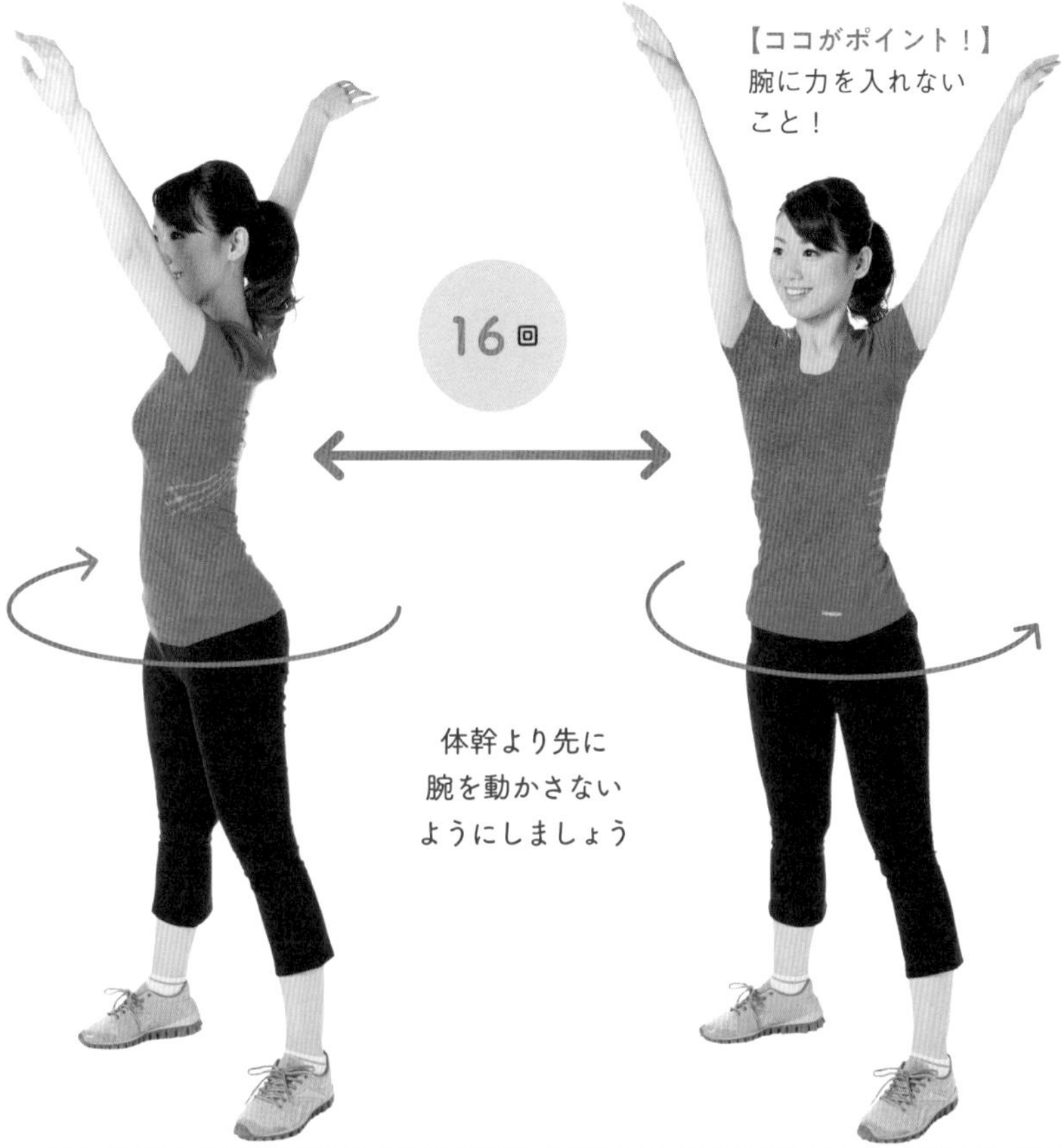

【ココがポイント！】
腕に力を入れないこと！
16回
体幹より先に
腕を動かさない
ようにしましょう

体幹を回す

内臓脂肪撃退！③

体幹を回す動きに、腕を連動させます。
体幹の回転にゆだねて腕を動かす感覚を、マスターしましょう。

16回

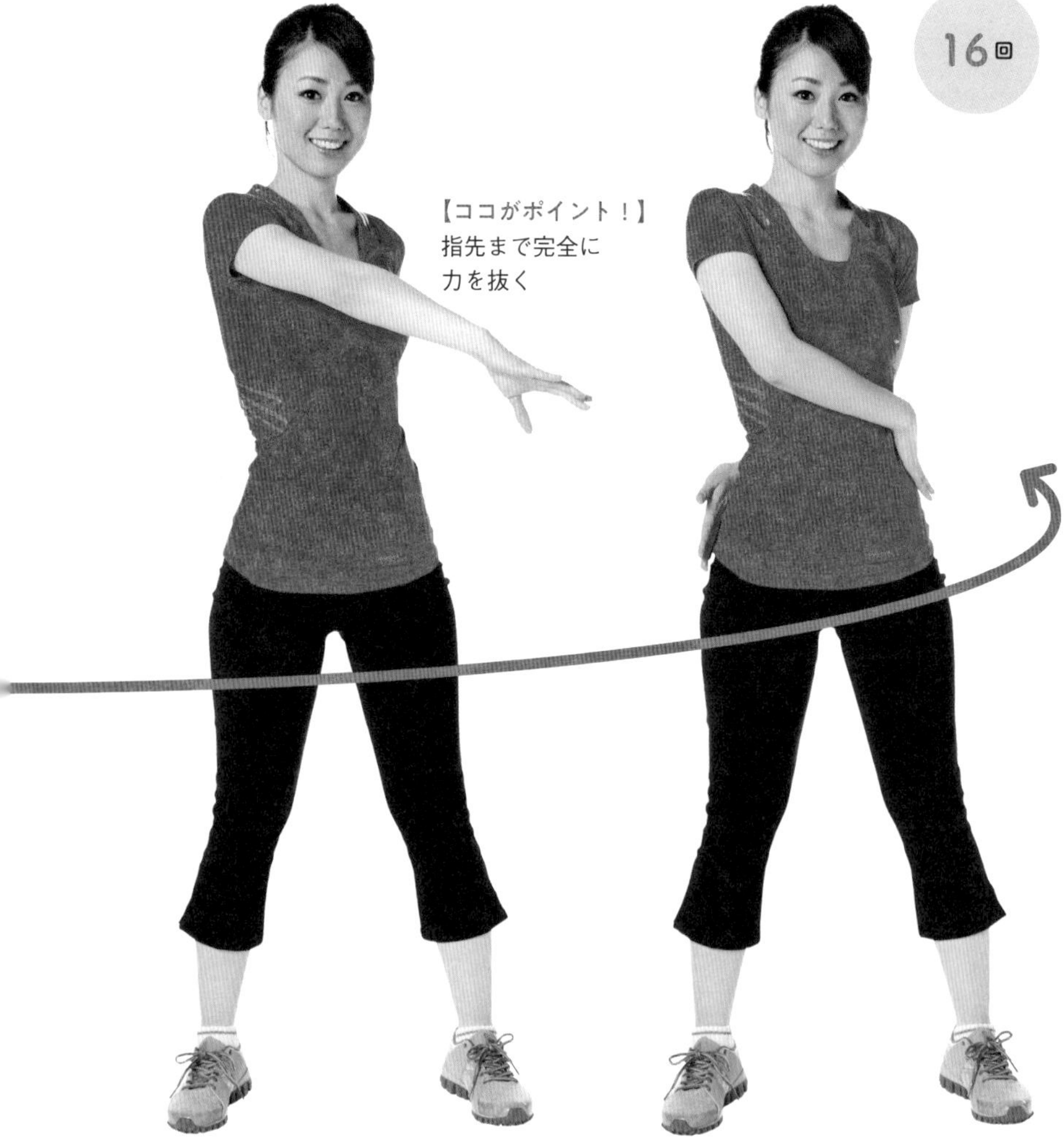

【ココがポイント！】
指先まで完全に
力を抜く

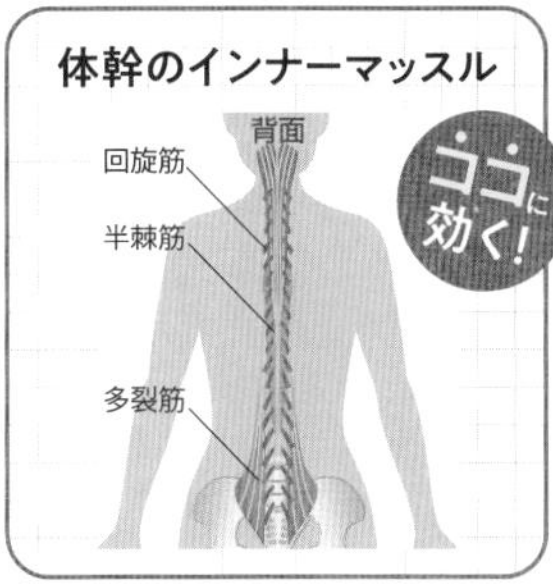

体を回す動きに、脱力した腕を連動させる

腕の力を抜き、体幹を右へ左へと回転させます。体幹を回すのにつられて、脱力した腕が自然と体に巻きつけばOK！

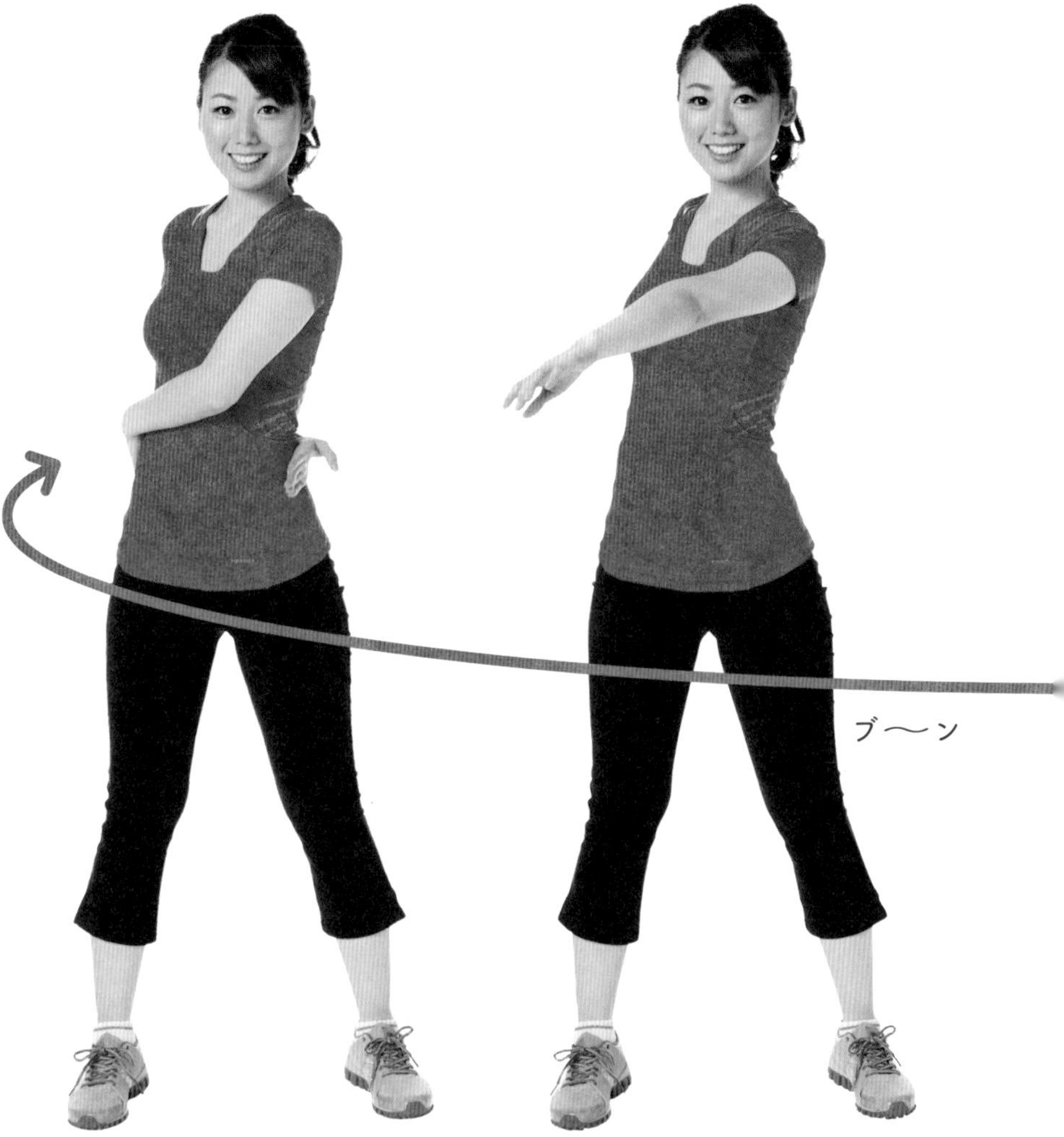

エア平泳ぎ

バストアップ&肩こり改善

体幹と腕の連動をよくしていきます。肩甲骨の周囲の筋肉を刺激して、
動きをなめらかにするため、首・肩まわりの緊張を解消。肩こりに即効性アリ！

1 上に向かって平泳ぎするように腕を動かす

腕を左右に広げてから、胸の前で交差。再び上に向かって伸ばし、両手のひらを合わせます。平泳ぎの腕かきに似た動きを４回くり返します。

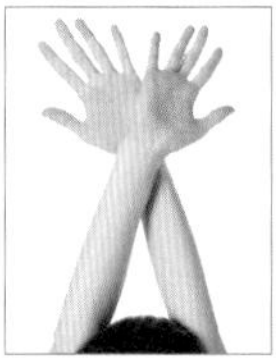

【ココがポイント！】
難しければ手のひらは
合わせなくてもＯＫ

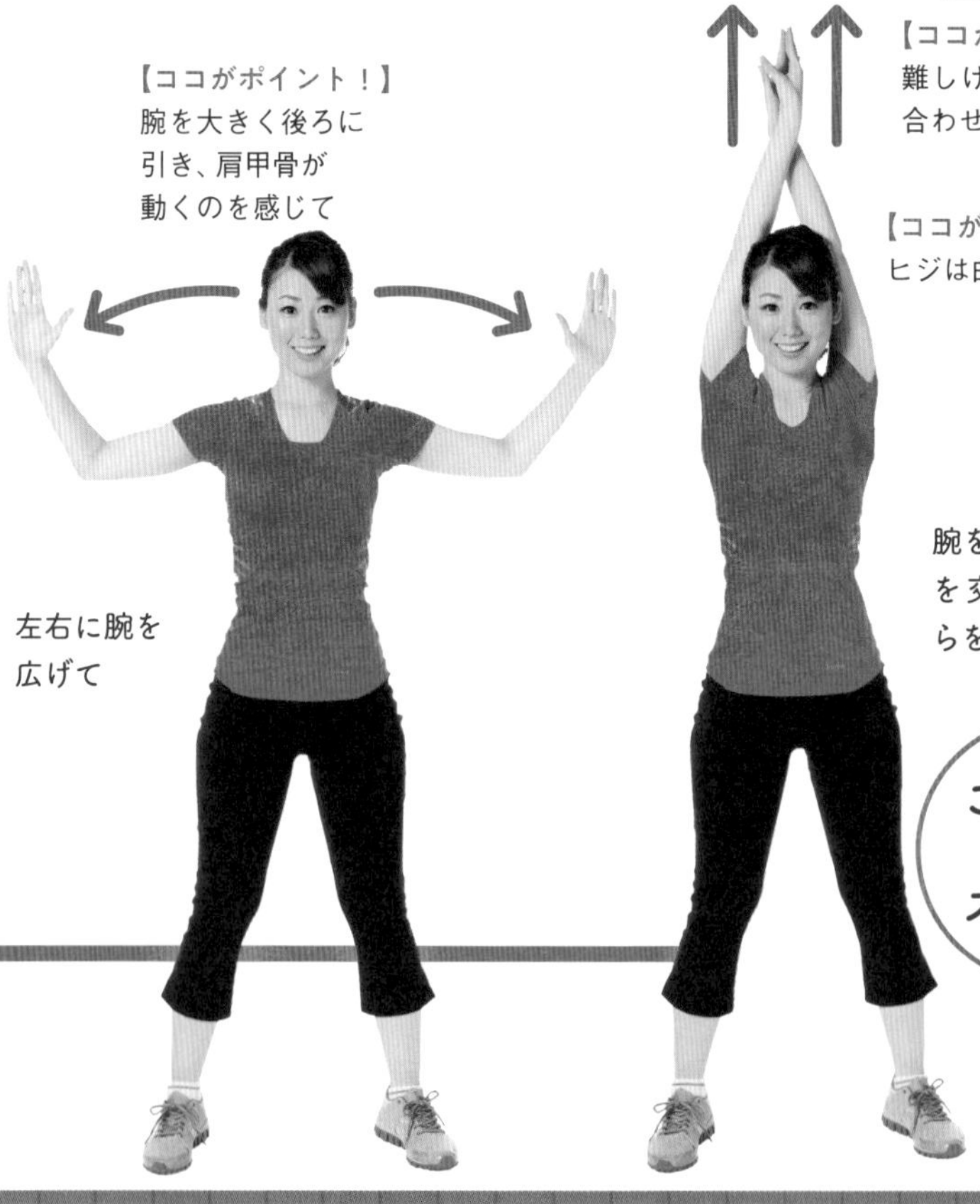

【ココがポイント！】
腕を大きく後ろに
引き、肩甲骨が
動くのを感じて

左右に腕を
広げて

【ココがポイント！】
ヒジは曲げない

腕を上げて、手首を交差。手のひらを合わせます。

この姿勢
から
スタート！

2

左右斜め上、正面に向かってそれぞれ同様に腕を動かす

1の動きと同様に、右斜め上、左斜め上、正面に向かって腕を動かします。それぞれ4回ずつくり返します。

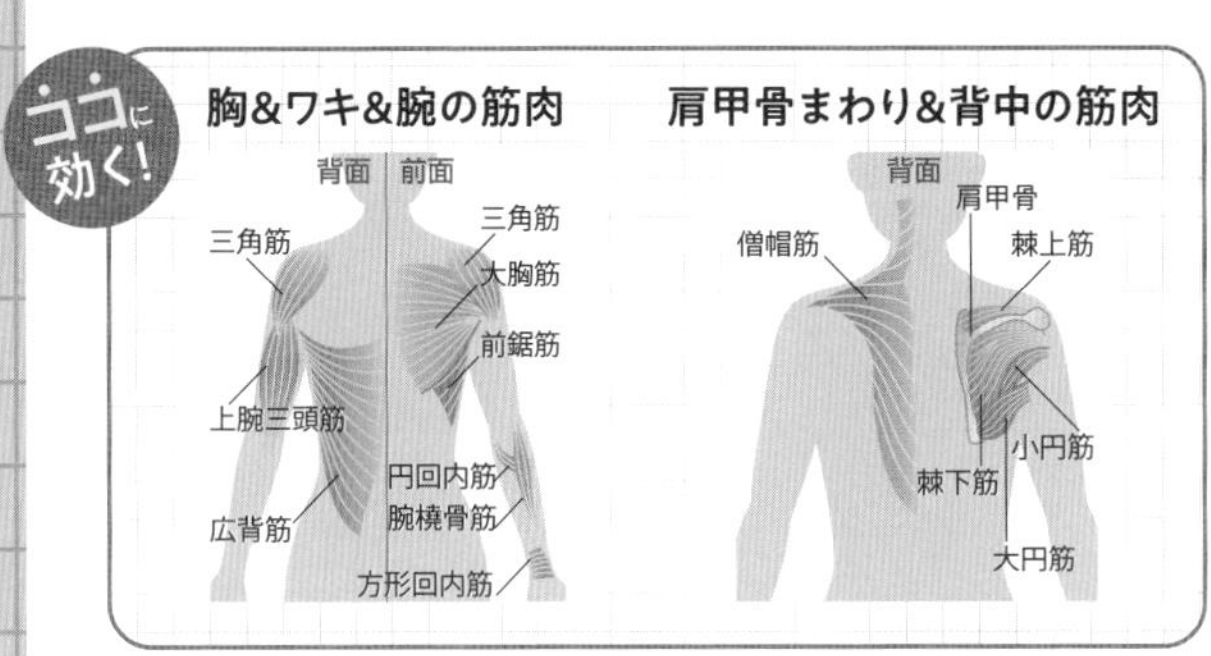

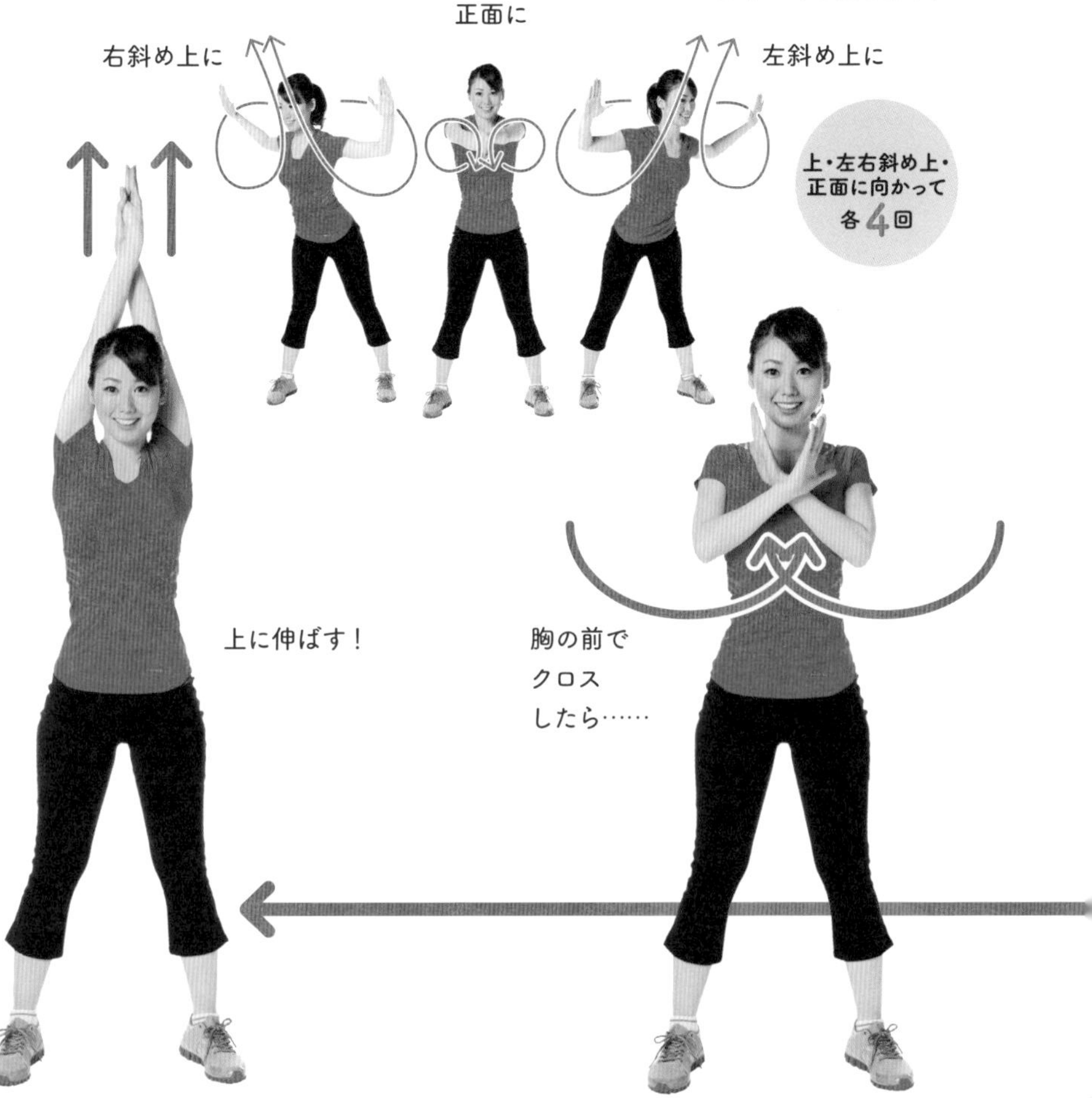
正面に
右斜め上に
左斜め上に
上・左右斜め上・正面に向かって各4回
上に伸ばす!
胸の前でクロスしたら……

ボクシングパンチ

二の腕・太モモのたるみを効果的にオフ！

肩甲骨まわりからお腹、腕、太モモまで、様々な部分のシェイプアップに。

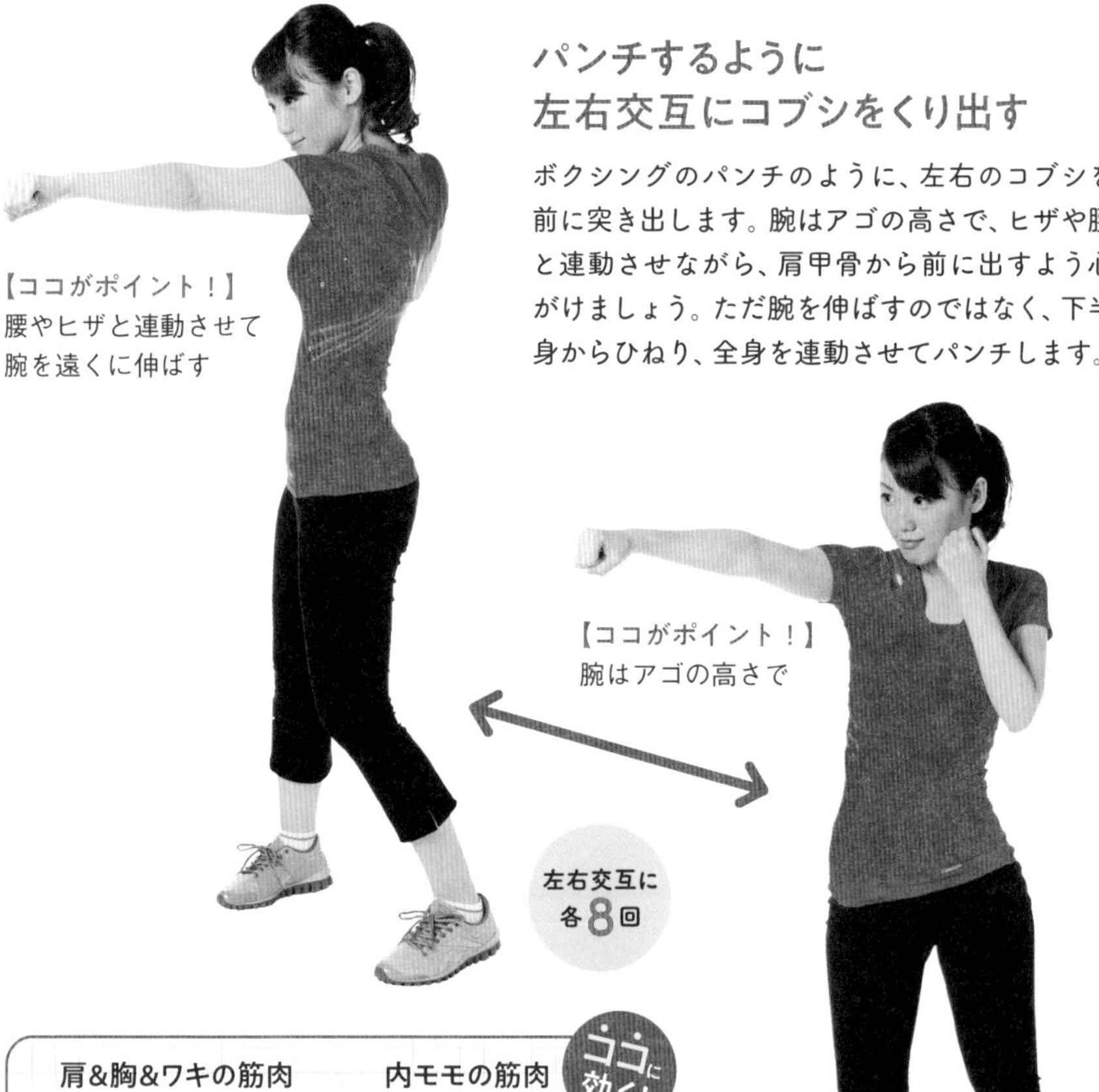

パンチするように
左右交互にコブシをくり出す

ボクシングのパンチのように、左右のコブシを前に突き出します。腕はアゴの高さで、ヒザや腰と連動させながら、肩甲骨から前に出すよう心がけましょう。ただ腕を伸ばすのではなく、下半身からひねり、全身を連動させてパンチします。

【ココがポイント！】
腰やヒザと連動させて
腕を遠くに伸ばす

【ココがポイント！】
腕はアゴの高さで

左右交互に
各8回

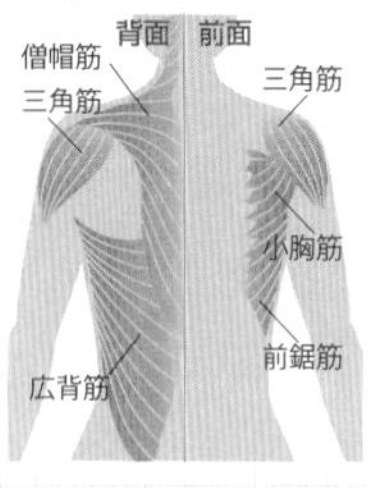

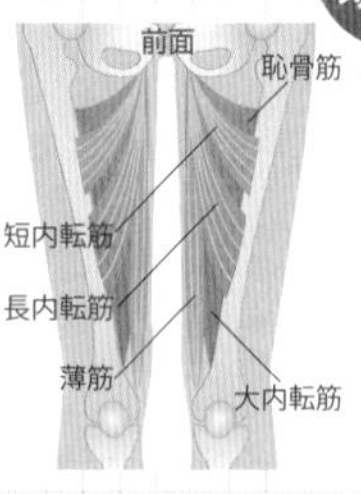

ココに効く！

ひねり前げり

お腹まわりがやせる！

腹斜筋に効くトレーニングです。体をしっかりひねりながら、腹筋や太モモに力を込めて足を引き上げるのがポイント！

体をひねりながら足を交互にけり上げる

体の前で手首を交差。そのまま上体を左へひねりながら左の太モモを上げ、左足を大きくけり上げます。続いて上体を右へひねり、右足をけり上げ！けり上げる足は低くていいので、勢いに頼らず、腹筋や太モモの力を使って、しっかりモモを引き上げましょう！

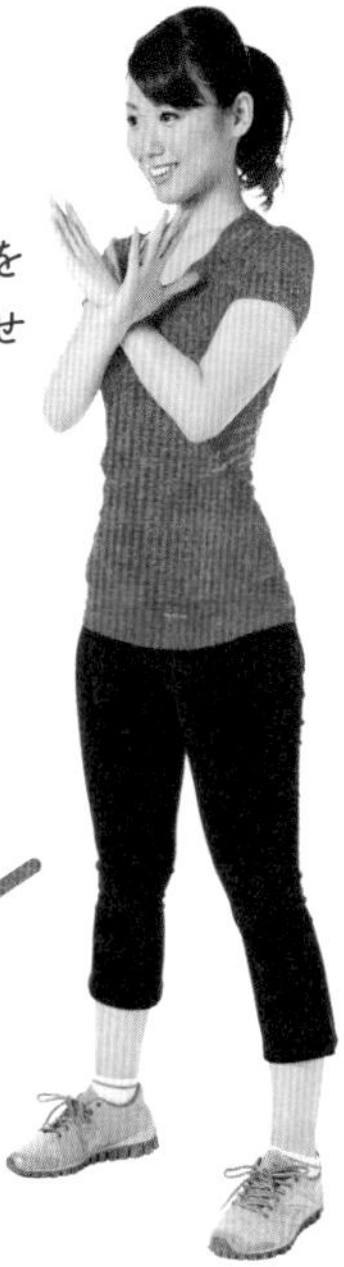
手を
交差させ

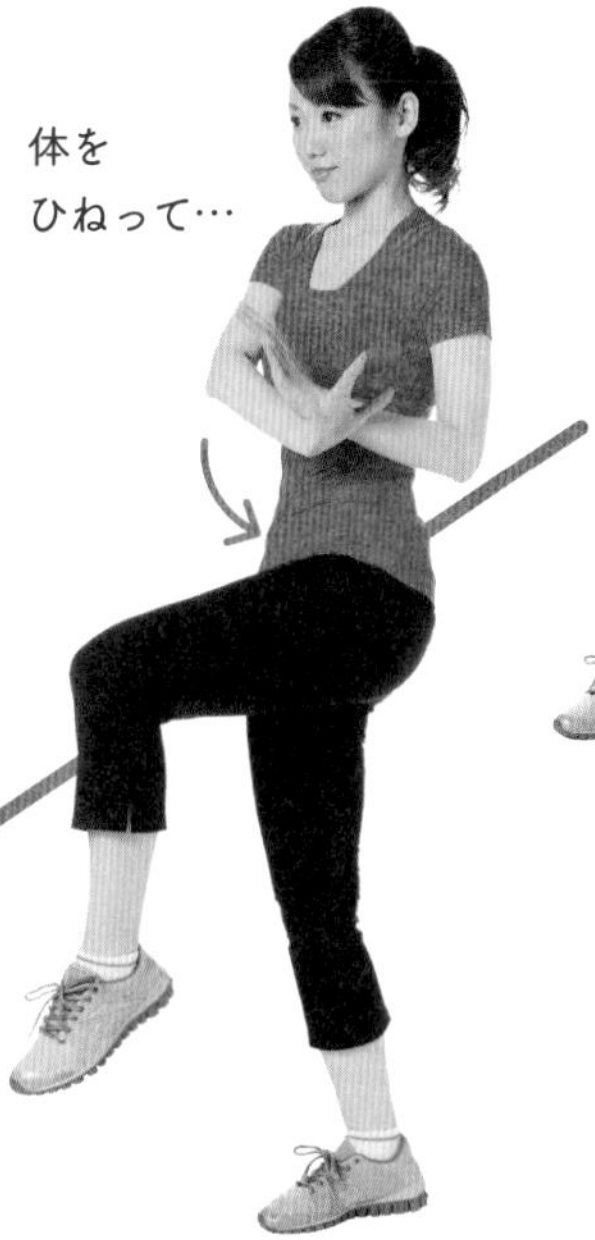
体を
ひねって…

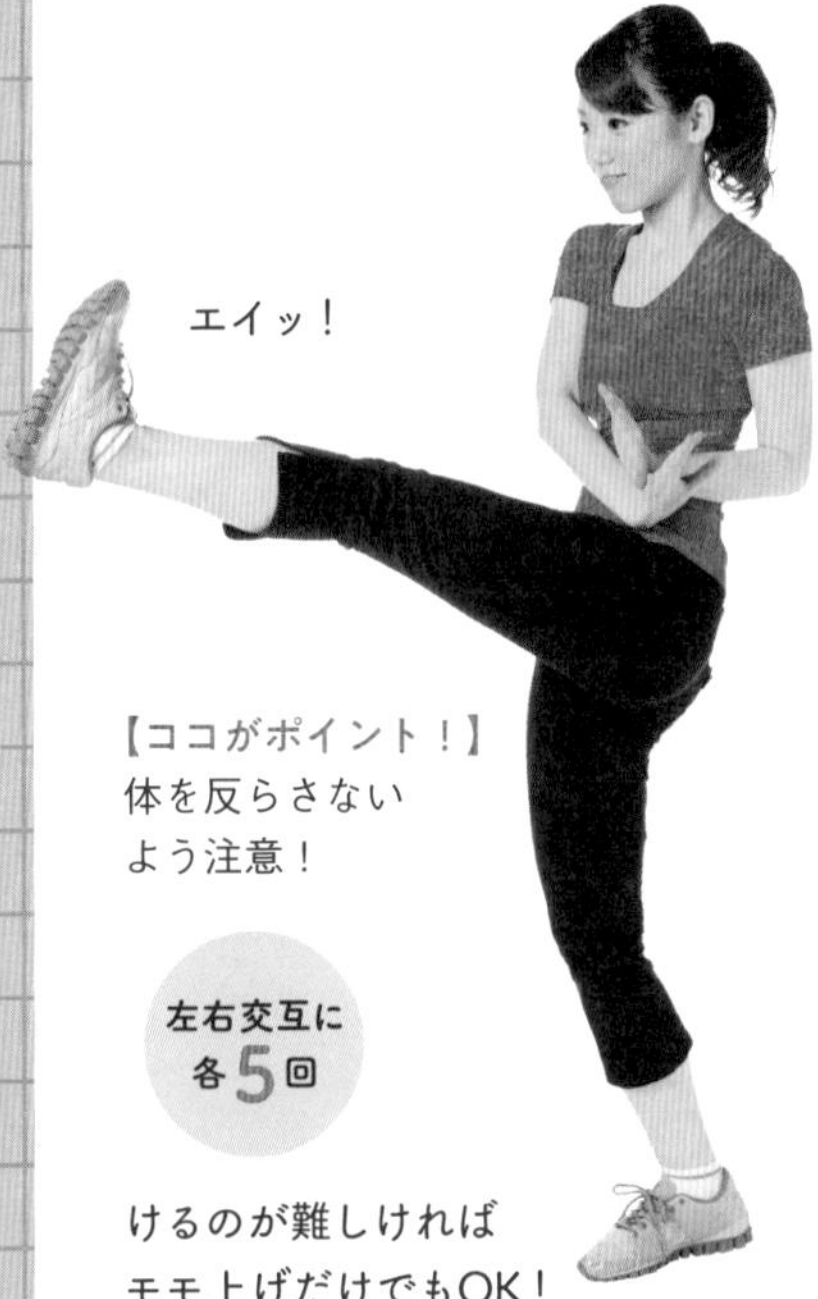
エイッ！

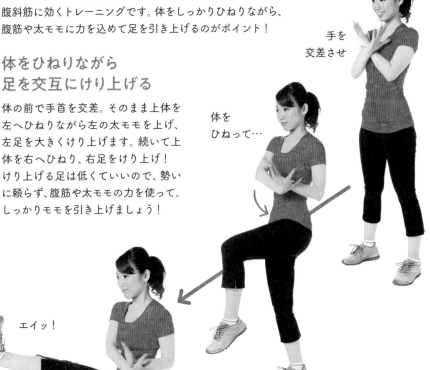

【ココがポイント！】
体を反らさないよう注意！

左右交互に
各5回

けるのが難しければ
モモ上げだけでもOK！

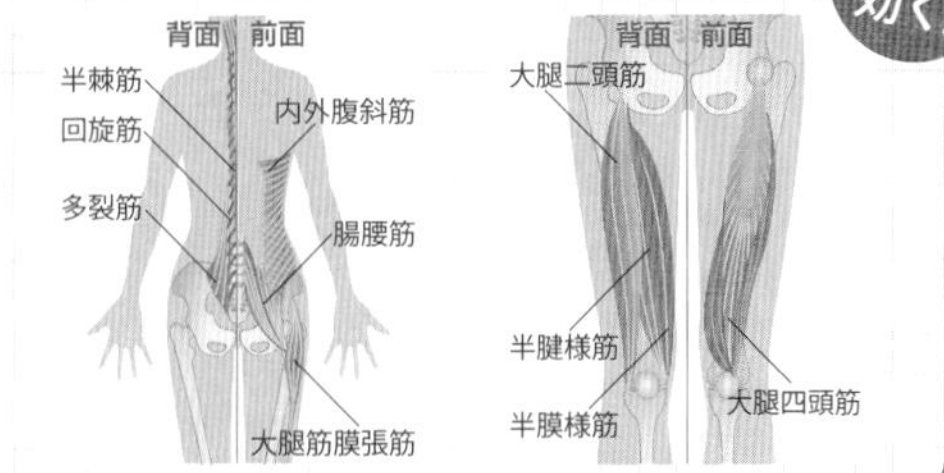

ココに
効く！

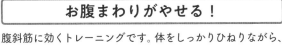

カカトタッチ

お尻＆太モモがやせる

カカトを後ろへけり上げることで、日常生活ではあまり使わない筋群を強化します。ポイントは体幹。胸を張って体幹を真っすぐキープしながらけり上げることで、筋肉が効果的に刺激されます。

ココに効く！

お尻まわり&裏モモの筋肉

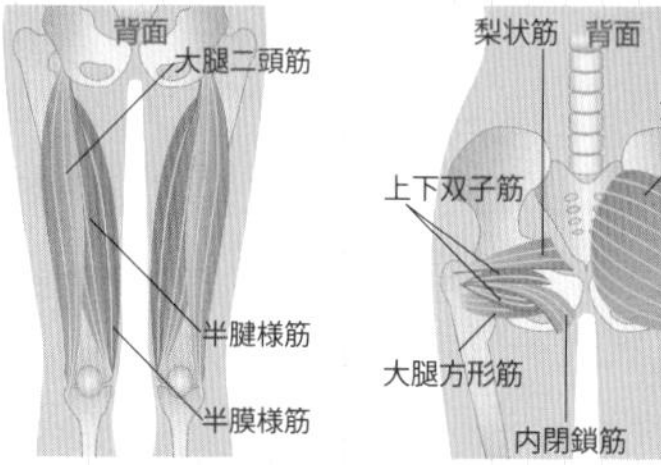

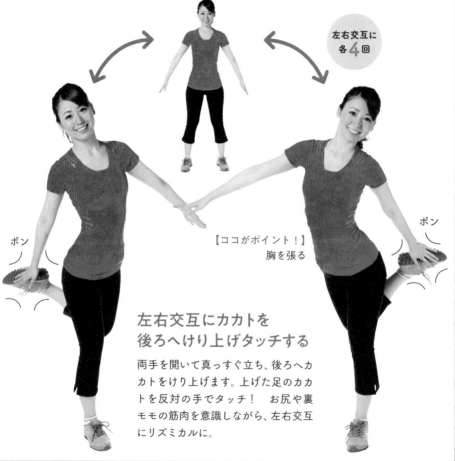

左右交互に
各4回

【ココがポイント！】
胸を張る

左右交互にカカトを後ろへけり上げタッチする

両手を開いて真っすぐ立ち、後ろへカカトをけり上げます。上げた足のカカトを反対の手でタッチ！　お尻や裏モモの筋肉を意識しながら、左右交互にリズミカルに。

モモ上げ拍手

骨盤矯正＆お腹まわりのダイエットに

股関節がスムーズに動くよう、可動域を広げるトレーニングです。同時に、下半身全体の筋肉も強化！　バランス感覚の向上も期待できます。

ココに効く！

お尻の筋肉

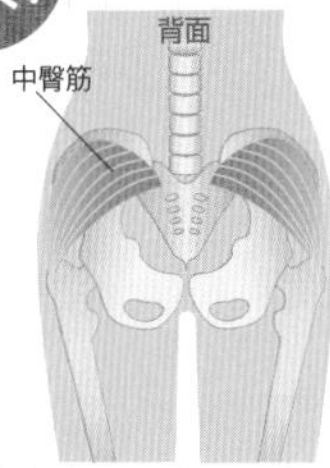

股関節＆骨盤周囲の筋肉

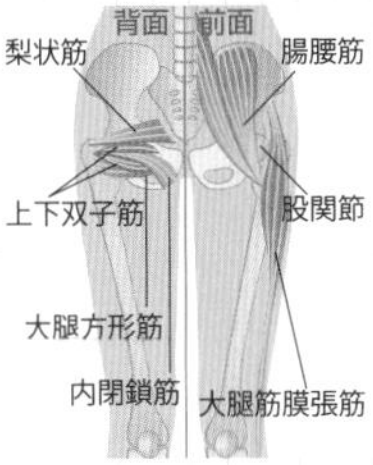

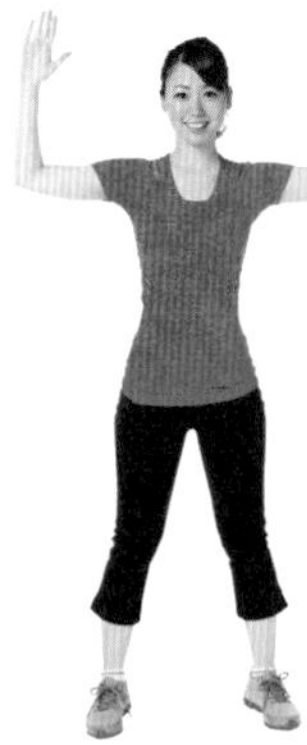

【ココがポイント！】
体は正面に。背中を丸めないよう気をつけて！

左右交互に
各4回

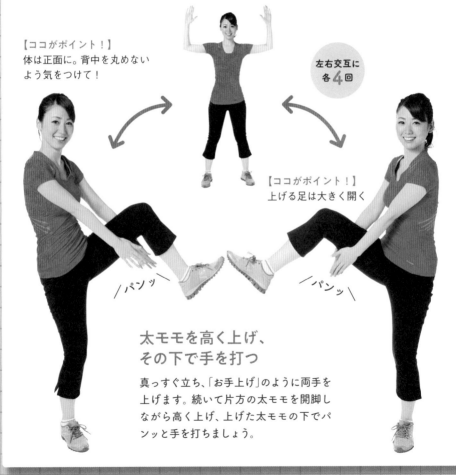

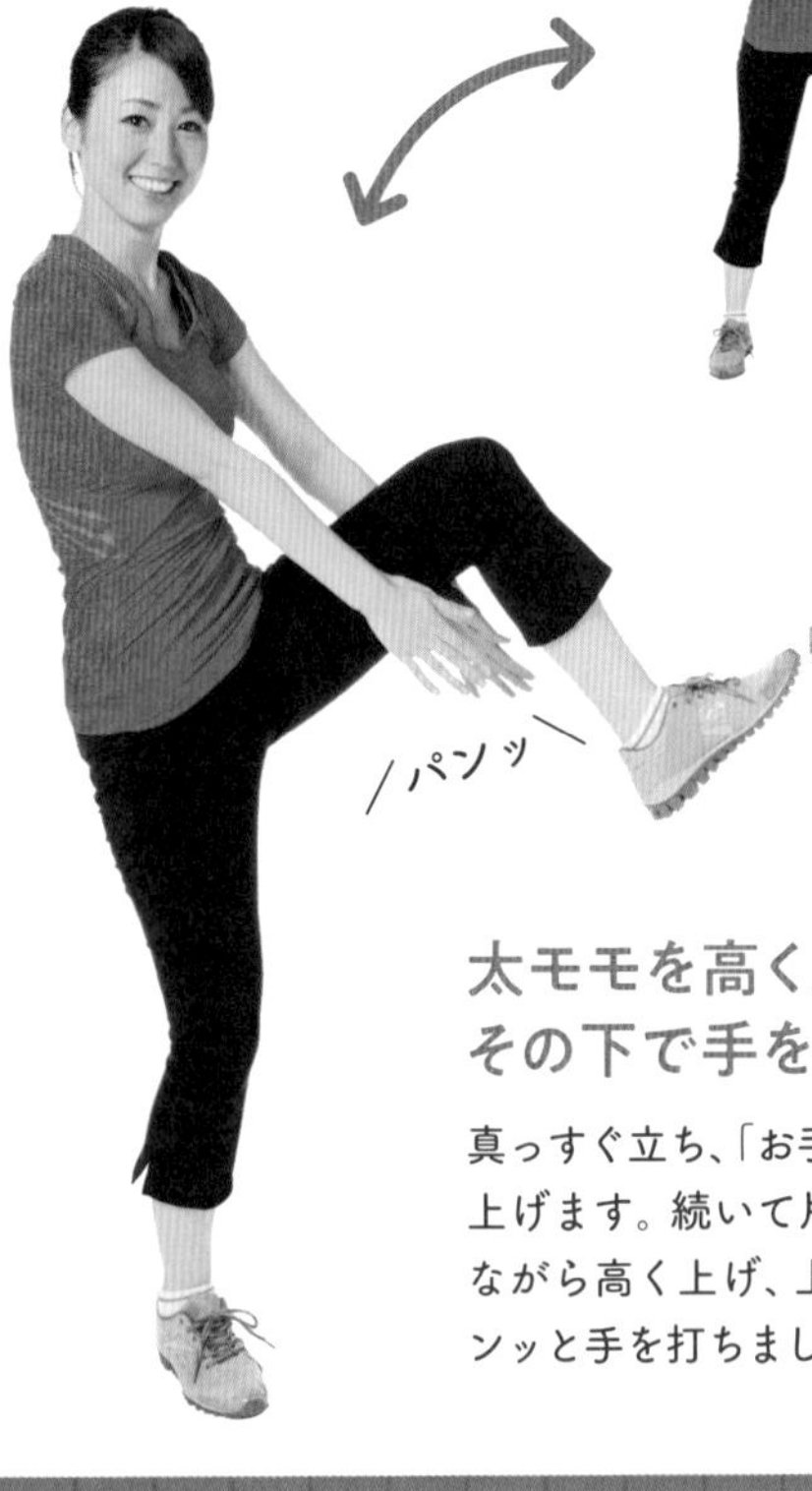

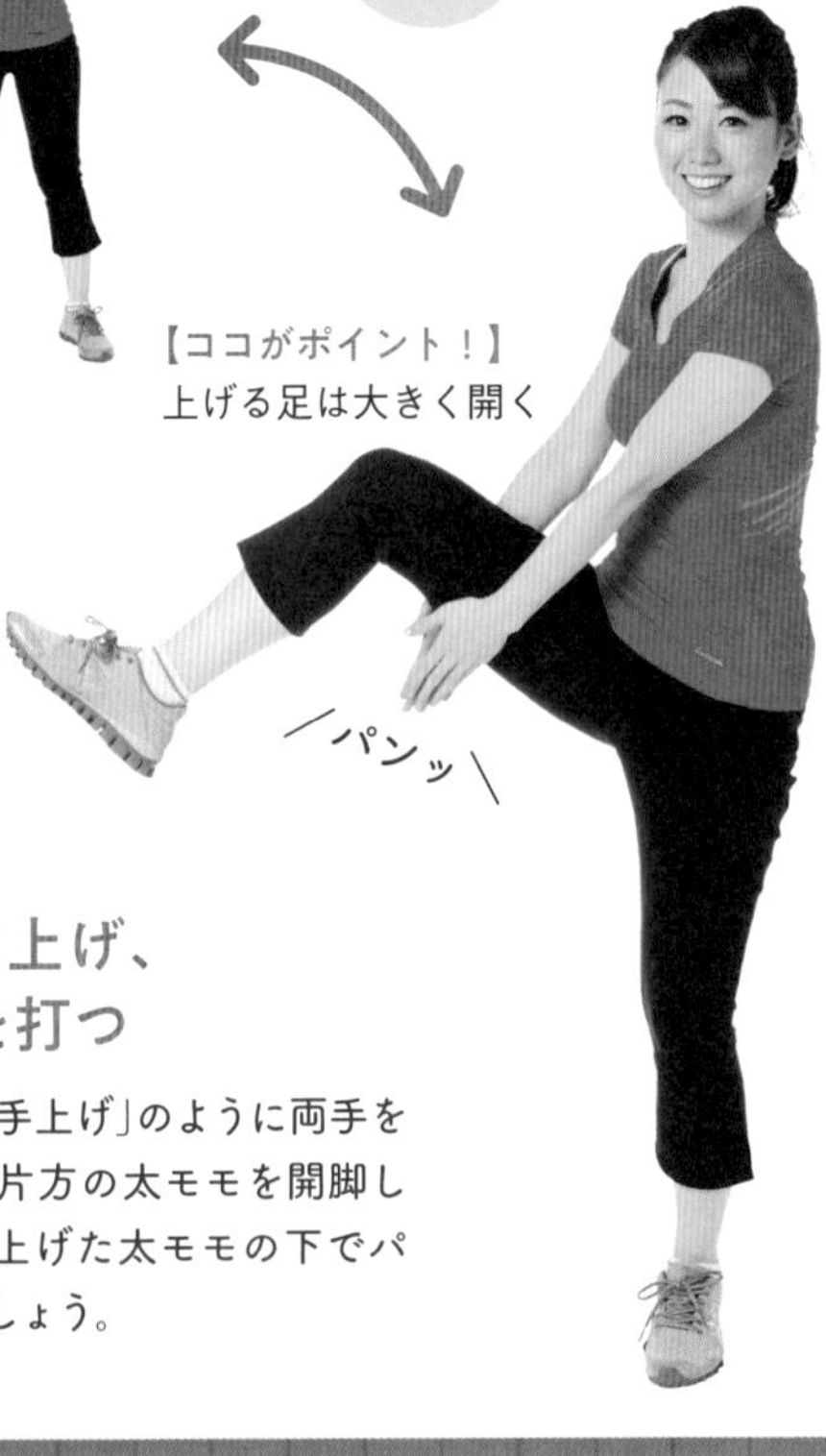

【ココがポイント！】
上げる足は大きく開く

太モモを高く上げ、その下で手を打つ

真っすぐ立ち、「お手上げ」のように両手を上げます。続いて片方の太モモを開脚しながら高く上げ、上げた太モモの下でパンッと手を打ちましょう。

緊張 → 脱力

緊張緩和＆インナーマッスルをササッと鍛える

体幹と連動させながら、下半身を強化！　また、緊張状態から一気に脱力状態になることで、全身を完全にリラックスさせます。「緊張」「脱力」のどちらも、思いっきりやってください。

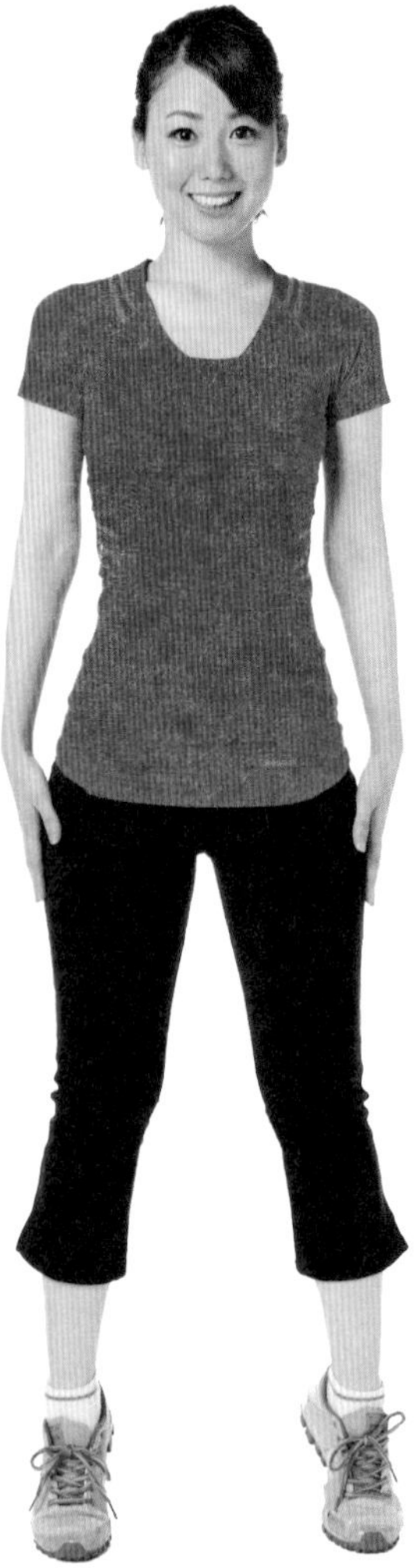

1 つま先立ちになり伸び上がる

肩幅より少し足を広げて、真っすぐ立ちます。そこから、体幹をピーンと緊張させてつま先立ちに。太モモとふくらはぎに力を込めて、グイッと伸び上がりましょう。

ココに効く！

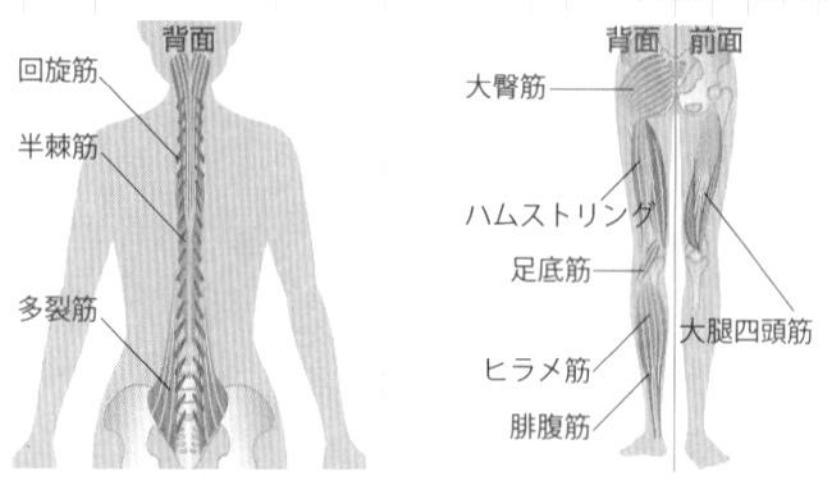

2 体をひねったあと、重力にまかせて一気に脱力する

左右交互に 各4回

体を揺すりながら、一気に脱力！　重力にまかせて落下するようなイメージで、沈み込みます。「緊張→脱力」の振り幅が大きいほど、筋肉はほぐれます。

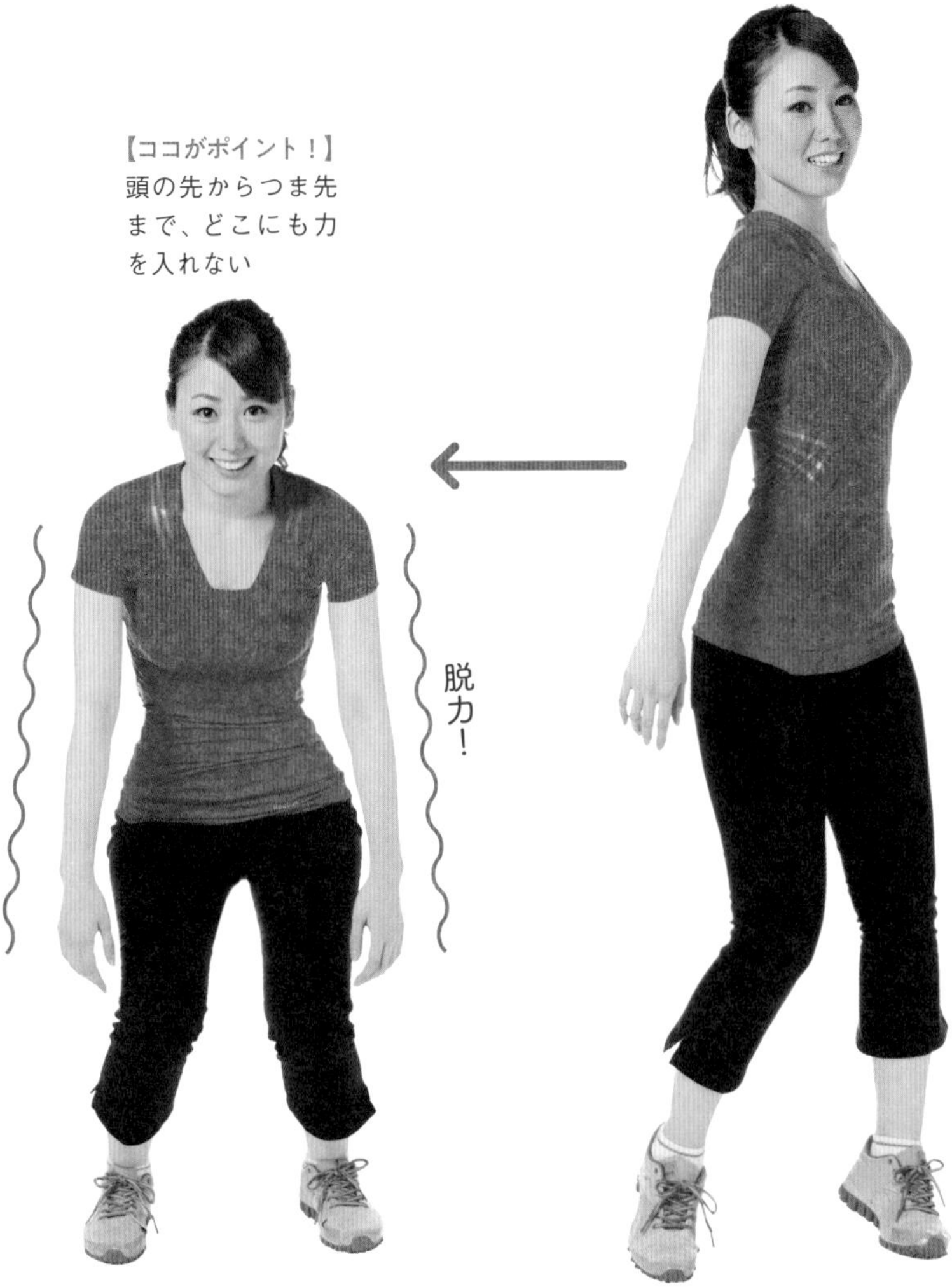
【ココがポイント！】
頭の先からつま先まで、どこにも力を入れない
脱力！

31 寝たままできる！癒しの4つのトレーニング

寝る前に行なうと、睡眠の質がグッと高まる！

ゆったりと呼吸をしたり、筋肉の緊張を和らげることで、副交感神経はぐんぐんとアップします。**体の疲れはもちろん、ストレスやイライラ、心の疲れにもアプローチしていきます。**全身の筋肉をほぐすことで、姿勢がよくなる効果もあります。

ここではトレーニングを4つご紹介しましょう。**ポイントは「脱力」。トレーニングの指示に従って、思いっきり全身の力を抜いてください。**

1つめは**【両ヒザ倒し】**。股関節とインナーユニットをリラックスさせるトレーニングです。関節を調整する効果もあります。ヒザを倒しながら手のひらを返したり、呼吸と動きを合わせたり、全身を連動させることを意識しましょう。その際、ヒザを立てるのは、腹筋をリラックスさせるのが目的です。背中が浮くようでは力が抜けていない証拠。**お腹の力を抜いて、床にぺたりと背中をくっつけましょう。**

【ココがポイント！】
足を揃え、ヒザを
90度に曲げる

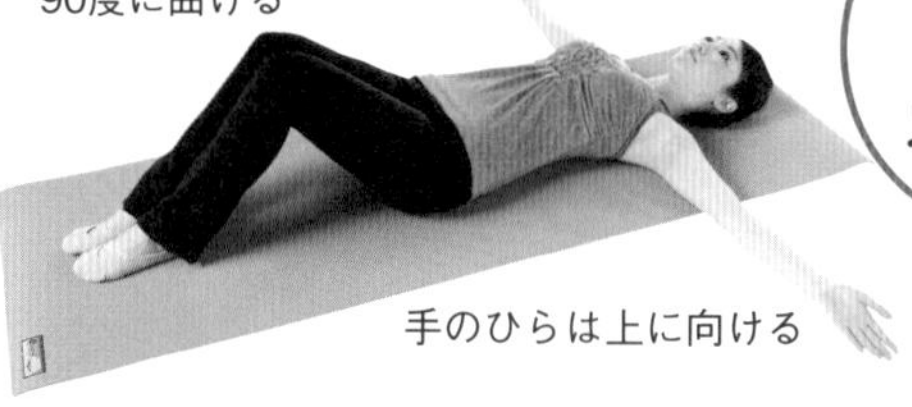

この姿勢からスタート！

両ヒザ倒し

体の疲れを芯からほぐす

1 息を吐きながらゆっくりとヒザを横に倒す

息を吐きながら、ゆっくりとヒザを真横に倒します。また、ヒザを動かすのと同時に、ゆっくりと手のひらを下に返しましょう。

2 息を吸いながら、ヒザを戻す

息を吸いながら、
ゆっくりとヒザを戻します。

【ココがポイント！】
肩が上がらない
よう注意

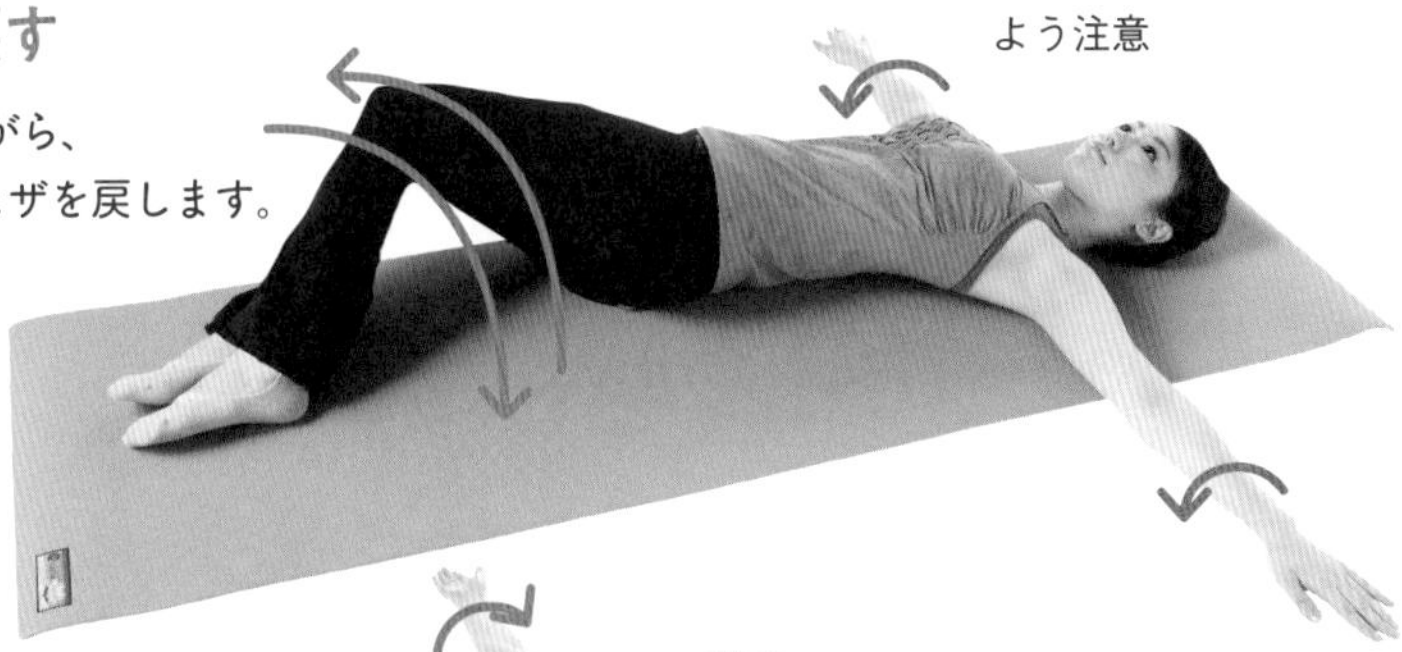

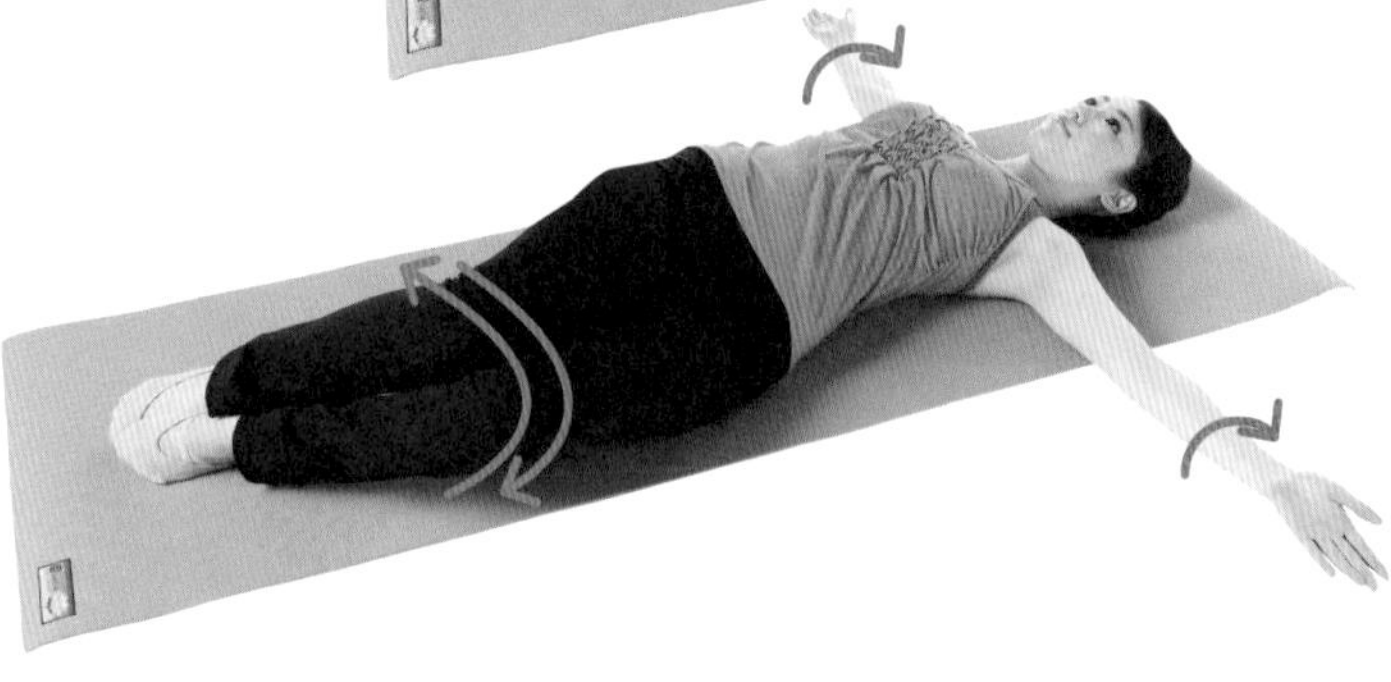

2往復

【ココがポイント！】
ゆっくり手のひら
を上に

3 ヒザを逆に倒して戻す

続いて逆側にヒザを倒して戻します。息は倒すときに吐き、戻すときに吸うこと。ヒザの動きに合わせて、ゆっくりと手のひらを上に返しましょう。2往復します。

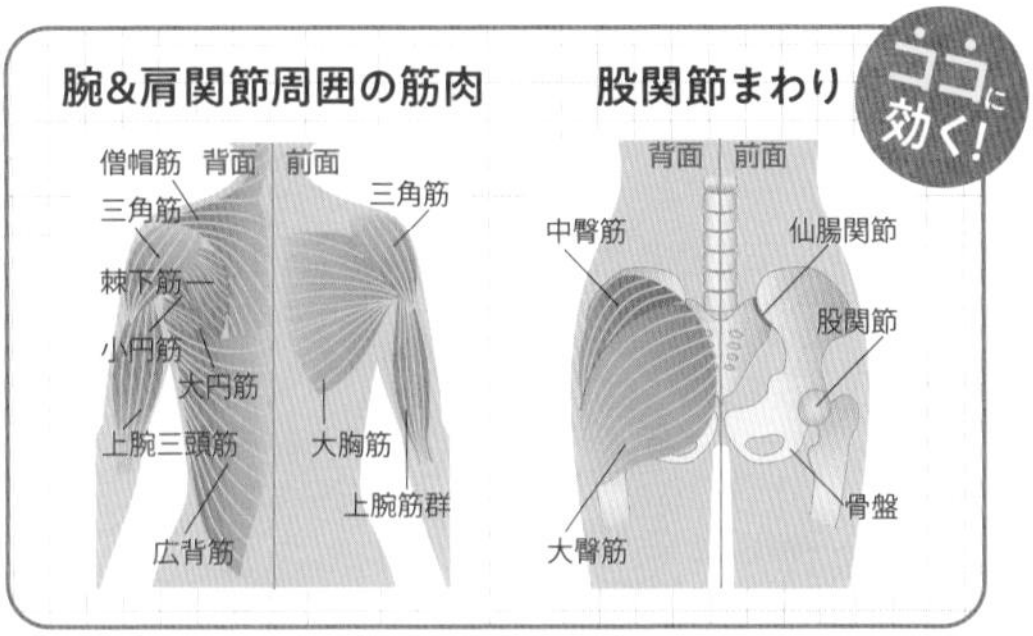

骨盤揺らし

骨盤&背骨まわりをほぐし、心地よい眠りをもたらす

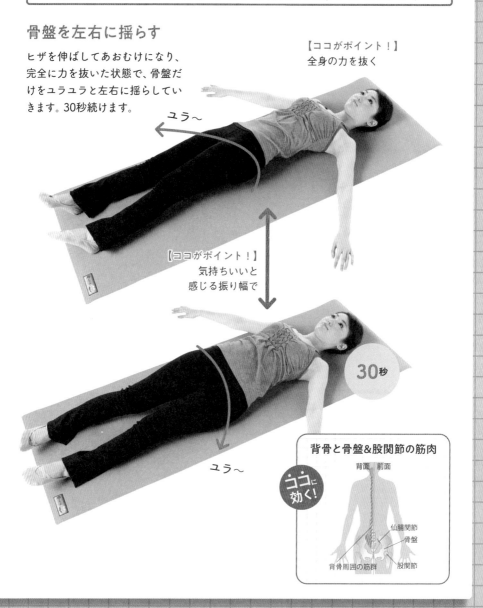

骨盤を左右に揺らす

ヒザを伸ばしてあおむけになり、完全に力を抜いた状態で、骨盤だけをユラユラと左右に揺らしていきます。30秒続けます。

【ココがポイント！】
全身の力を抜く

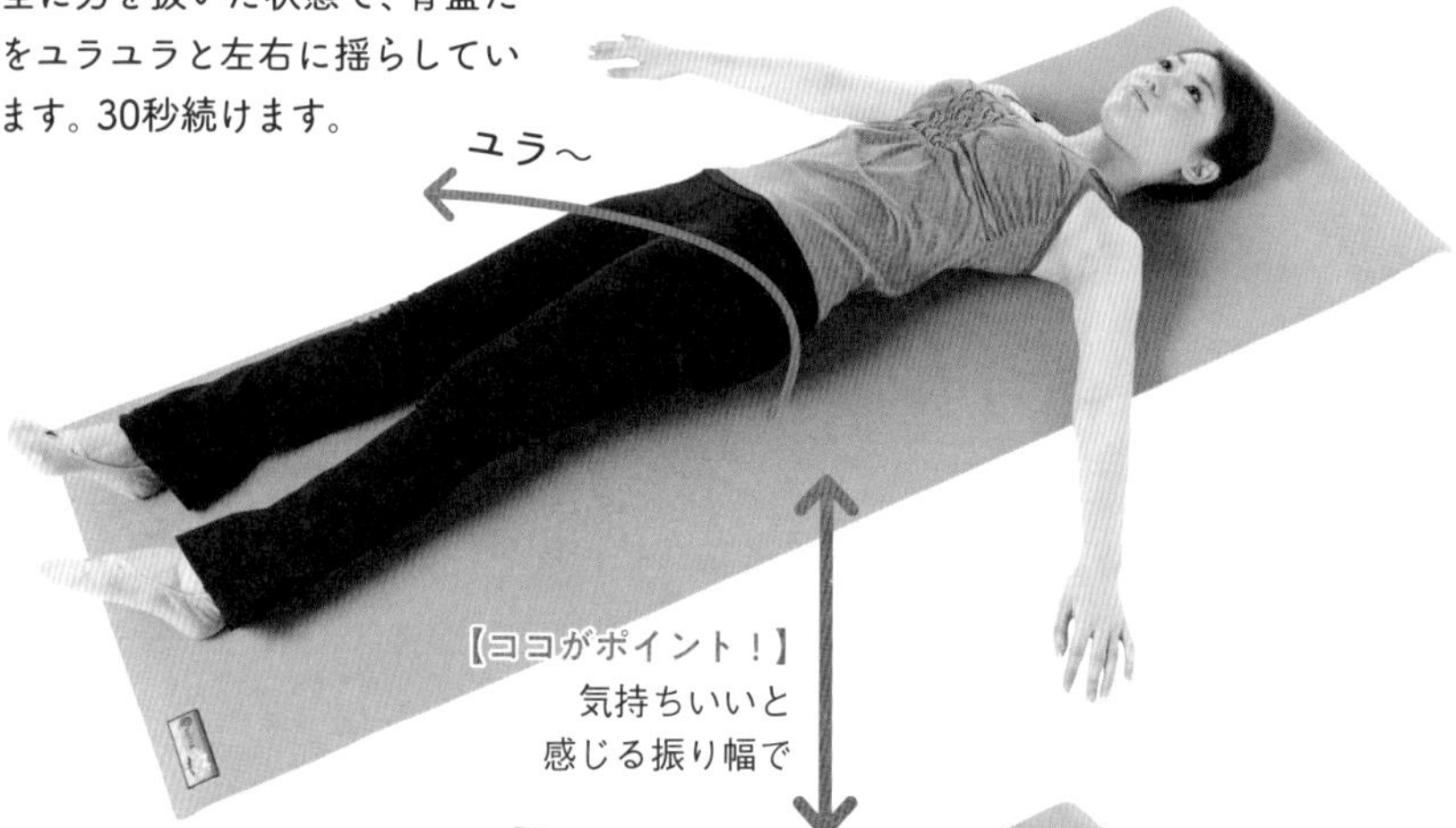

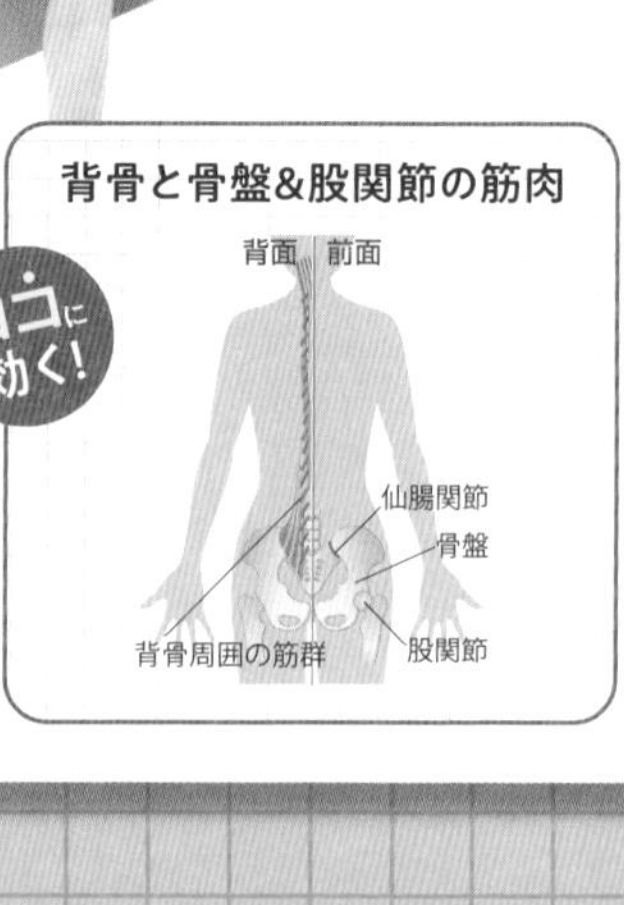

両腕突き上げ

肩と背中の疲労がスッキリ

背骨や肩甲骨などの体の背面、肩の緊張をほぐすトレーニングです。

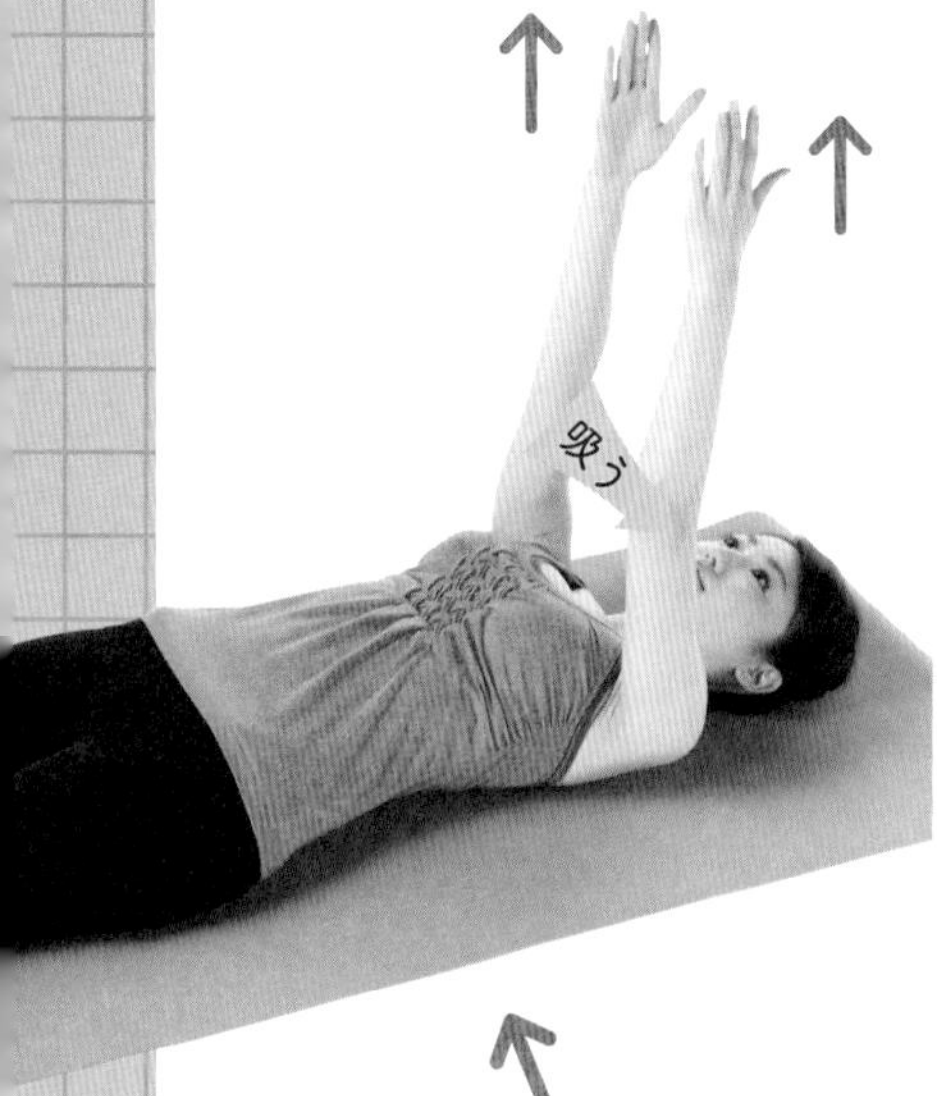

1 「前へならえ」をするように両腕を高く突き上げる

あおむけのまま、「前へならえ」をするように腕を伸ばします。肩甲骨がグイッと広がるのを感じること。ゆったりと息を吸いながら、気持ちよく腕を突き上げましょう。

2 一気に腕を脱力させ、胸へ落とす

腕の力を一気に抜き、フッと息を吐きながら重力にまかせてストンと胸へと落とします。このとき、ヒジが床にあたらないよう注意しましょう。これを5回くり返します。

【ココがポイント！】
肩甲骨の動きを感じる

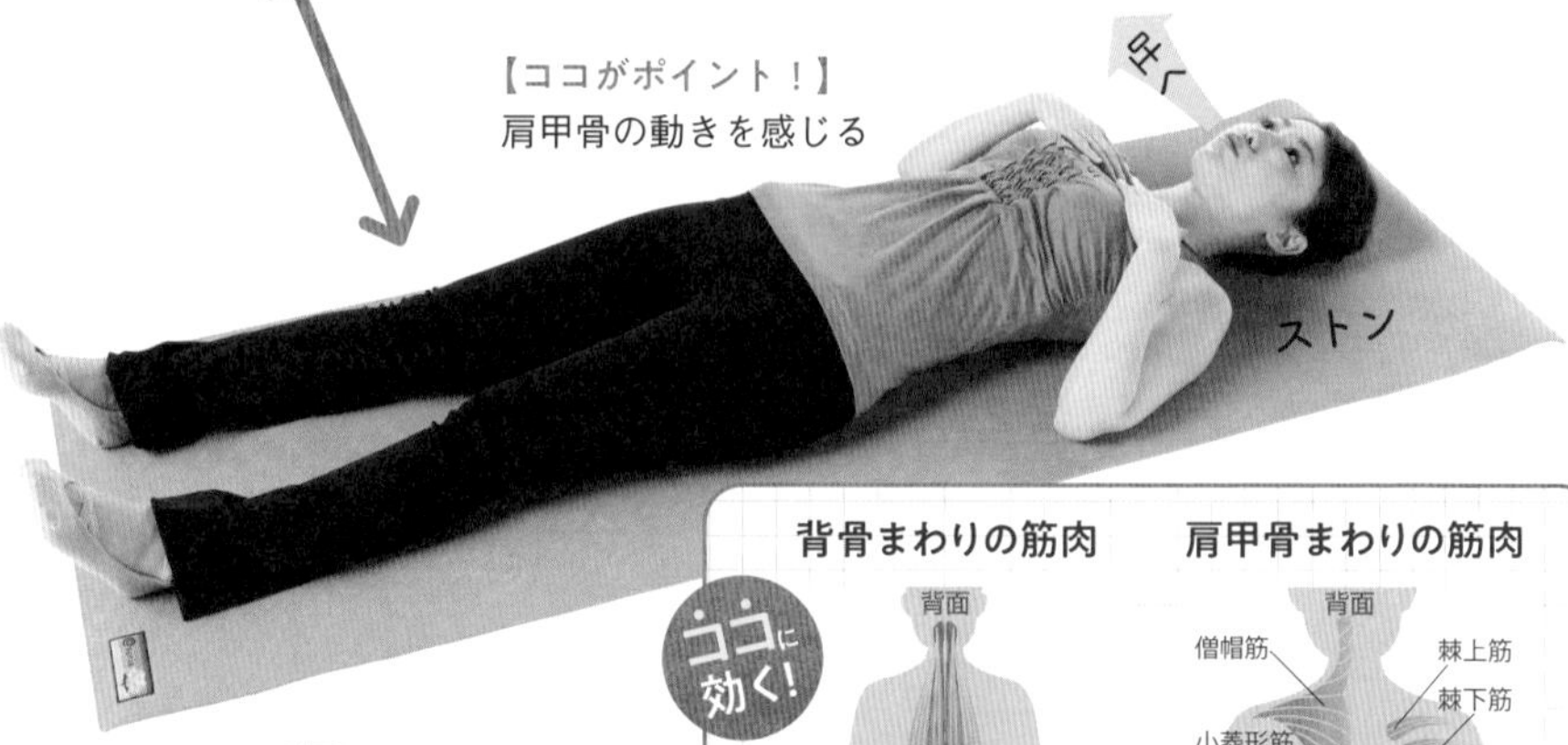

5回

ココに効く！

背骨まわりの筋肉

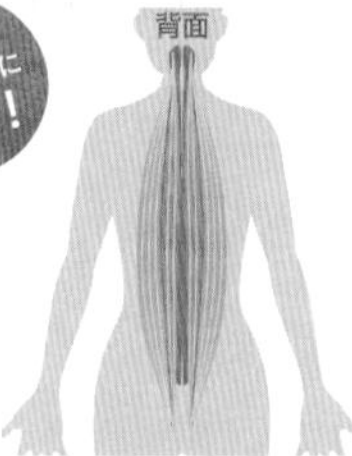

肩甲骨まわりの筋肉

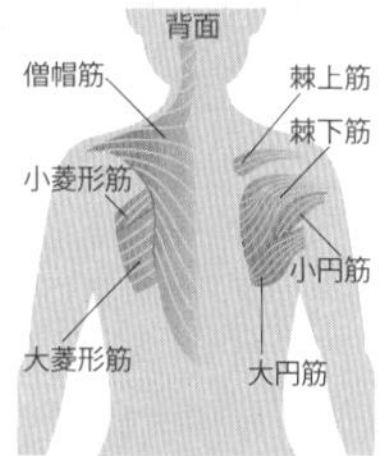

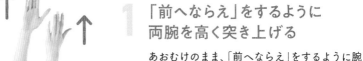

親指脱力

全身の筋肉をストレッチ&リラクゼーション!

1 両手を交差させ、ゆっくりと全身を伸ばす

手首を交差させて手のひらを合わせ、足は親指同士を重ねます。
末端をロックした状態で、ピーンと体を伸ばしましょう。
手先から足先まで、1本の棒になったイメージを持つこと。
息を吸いながら伸ばしましょう。

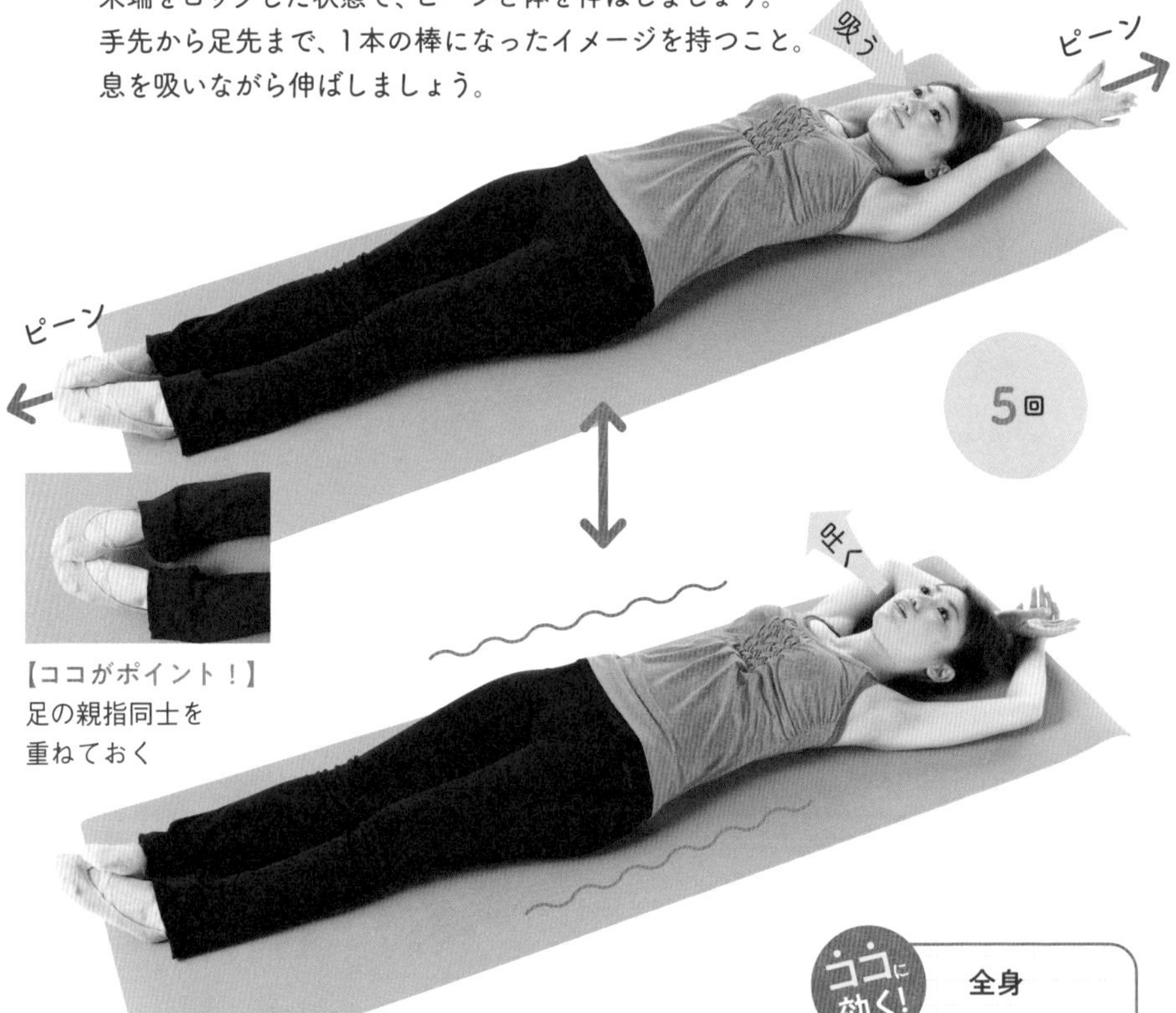

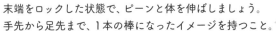

【ココがポイント!】
足の親指同士を
重ねておく

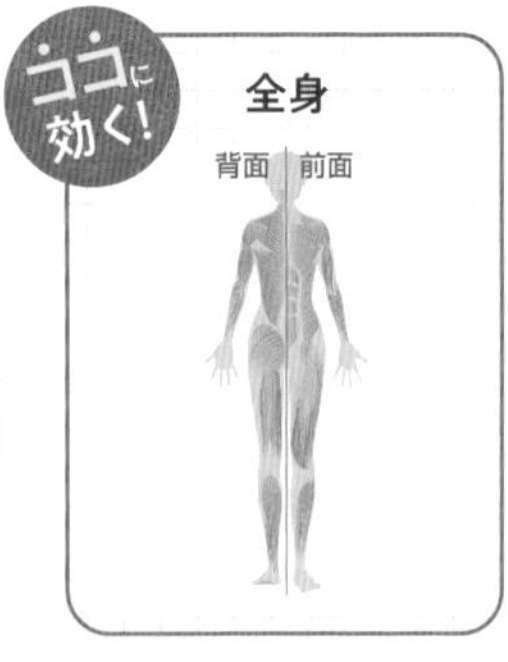

2 一気に全身を脱力させる

フッと息を吐きながら、全身の力を一気にゆるめましょう。伸びたバネがその反動で、グッと縮むようなイメージを持ってください。これを5回くり返します。

32 自律神経トレーニングQ&A

どの運動をすればいい？　効果はいつ現われる？……etc.

Q トレーニングはいつ、どのくらい行なうのが効果的ですか？

A いつでもOK！　ただし、無理のないペースで

「自律神経トレーニング」には、激しい動きはありません。ですから、起きてすぐや、寝る直前などでもOK！　「ちょっとスッキリしたいな」「疲れを取りたいな」など、体の要求に合わせたタイミングで行なってください。

また、トレーニングは全身の機能をより向上させるものですので、どの動きを何回やっても体に悪影響を及ぼすことはありません。ただし、頑張り過ぎてしまうと、長続きしないもの。**無理のないペースで、長く継続することを目指しましょう。**

Q 効果が現われるのは、いつ頃？

A 人によりますが、最初の1回で変化を感じる人が多数！

「何となく体がポカポカした」という人、「長年の便秘が解消した」という人など、感じ方は人によりますが、ほとんどの人が1回で、何らかの変化を感じています。

大きな変化が出てくるまでは、「効果が出ていない」ように感じてしまうかもしれません。でも、それであきらめてしまっては、もったいないですよ。体の声によく耳を傾けてみると、昼食後に眠くならなくなったとか、冷えが緩和したなどの効果を感じられるはずです。その体感が大きな変化となって現われるまで、ぜひ、続けてみてください。

「人はだれでも、この一瞬から変われる」ということを、ぜひご自身で体感してください！

Q どんな人に、おすすめですか？

A 子どもからお年寄りまで、だれでもOK！
特に、すぐに結果を出したい方におすすめします

「自律神経トレーニング」の動きはラジオ体操と同程度です。ですから、**子どもからお年寄りまで、**

だれでも簡単に行なえます。もちろん、運動が苦手な方、自律神経系の治療を受けている方でも大丈夫！　一日3分で変わり始めるので、忙しくてあまり時間をかけられない方でも続けられます。書かれている通りにできない場合には、たとえば「イスに座りながらできるところだけ」「壁に手をつきながら」というのでもOKです。運動制限を受けている人は、医師と相談してください。

Q 正しい動きができているかどうかの目安は？

A 写真とまったく同じ動きでなくてもいいので、「伸びている箇所」を意識して

鏡で確認したり、だれかに動きを見てもらったりして、写真と同じポーズかどうかを確認するのが理想です。しかし、体の柔軟性などが違えば、写真とまったく同じポーズを取るのは不可能です。**【ココがポイント！】を意識すれば、多少ポーズが違っていても効果がありますので、正しさにこだわり過ぎる必要はありません。**

痛みが出るほどの無理は絶対しないこと。痛みは交感神経の緊張を招きます。

Q

生活習慣や食事は、変えなくてもいい？

A 生活習慣や食事を変えるより、まず、「自律神経トレーニング」を生活に取り入れてみて

もちろん、自律神経がより乱れにくい生活習慣や食事を取り入れていただくに越したことはありません。しかし、外食を控えたり、お酒をガマンしたり、激しい運動をしたり……といった習慣は、頑張るほど続きにくいものです。無理に変えるとストレスが増えてしまいます。

ですから、**生活習慣や食事の改善はほどほどに、それで足りない分、より効果を出したい面については、「自律神経トレーニング」をしていただく。あるいは、自律神経のバランスが急に乱れてしまったときの応急手当てとして活用していただく。**それこそが、この「自律神経トレーニング」の役割であると考えています。

Part 4

「えっ⁉ こんなに簡単でいいの？」

自律神経を整える生活習慣・ストレス対策

33 あせっているときほど、首筋を伸ばしてゆっくり歩く

イヤな気分は、「意識的に上を向いて」リセット！

ゆとりを持って歩いている人と、あせって歩いている人を見比べてみてください。ひと目でその人の心理状態がわかりますよね。あせっている人は、前のめりになり、小走りになっているでしょう。すると、背中が丸まる、気道が狭くなる、呼吸が浅くなる、そして血流も悪化……。自律神経のバランスはどんどん悪くなってしまいます。前述したように、自律神経を整える重要なカギは**「ゆっくり」**と**「呼吸」**です。「今、自分は気が逸《はや》っているな」と感じたら、**意識的に目線を上げて首筋を伸ばし、肩の力を抜きましょう。そして、みぞおちから足を動かすようなイメージでゆっくりと歩きます**。すると、呼吸が深く大きくなり、乱れた自律神経バランスが整っていきます。

時間がないときほど、慌てたりあせったりして、かえってうまくいかないもの。そんな悪循環は、なるべく早く断ち切りましょう。**まずは、自律神経のバランスを整えて、その上で急ぐ**。それが、時間がないときでも物事をうまく運ぶ秘訣です。

また、スマホやパソコンの画面を見るために、長時間うつむいた姿勢で過ごしてしまいがちです。**意識的に上を向いて、リセットしましょう！**

姿勢を見れば自律神経の乱れがわかる？

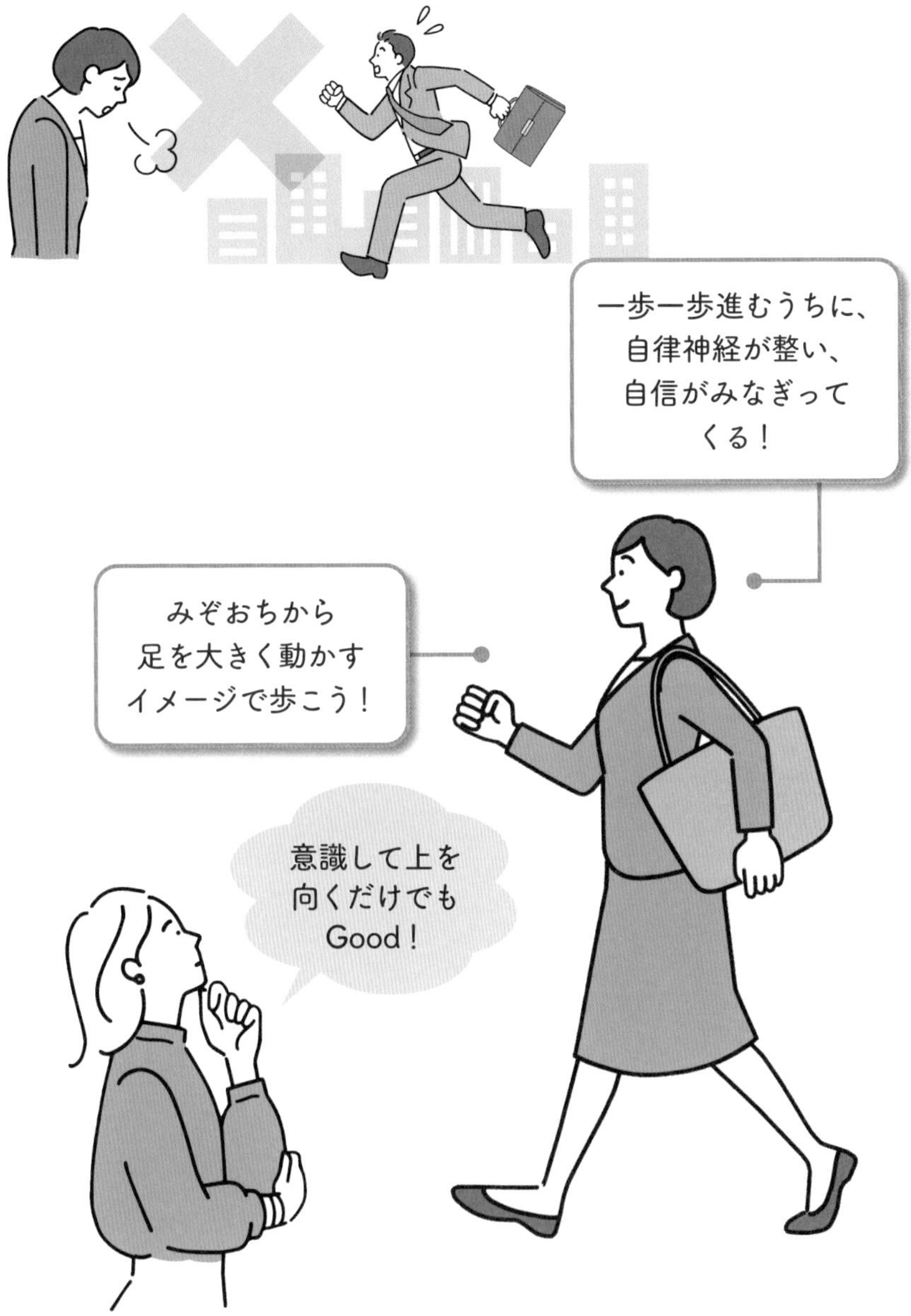
一歩一歩進むうちに、
自律神経が整い、
自信がみなぎって
くる！
みぞおちから
足を大きく動かす
イメージで歩こう！
意識して上を
向くだけでも
Good！

34 自律神経を整える「朝の過ごし方」

「何をやってもうまくいく人」はこんなことをしている！

睡眠中はリラックスの副交感神経が活発で、目が覚めると、活動の交感神経が活発になります。つまり、**朝は交感神経と副交感神経が入れ替わる、自律神経バランスにとって非常に大切な時間帯**です。

自律神経の状態には持続性がありますから、朝の切り替えがうまくいかないと、その日一日、バランスをくずしたまま過ごすことにもなりかねません。「何をやってもうまくいかなかった日」の原因は、朝の自律神経バランスにあることも多いのです。

逆に、朝一番の自律神経バランスを整えられれば、その日一日中、体の調子もよく、脳は勢いよくフル回転。精神的にも落ち着いて、何事にも集中して取り組むことができます。

ポイントになるのは、**朝、劣勢になりがちな副交感神経を下げ過ぎないこと**。そのためには、**ゆっくりと余裕を持った行動を心がけること**です。

いつもより30分早く起きてゆっくり朝食を取り、身支度をして……**余裕ある朝の時間は、それだけでその人の自律神経のバランスを高いレベルで整えてくれます**。ぜひ試してみてください。

私のおすすめの朝の過ごし方

1 カーテンを開けて朝日を浴びる

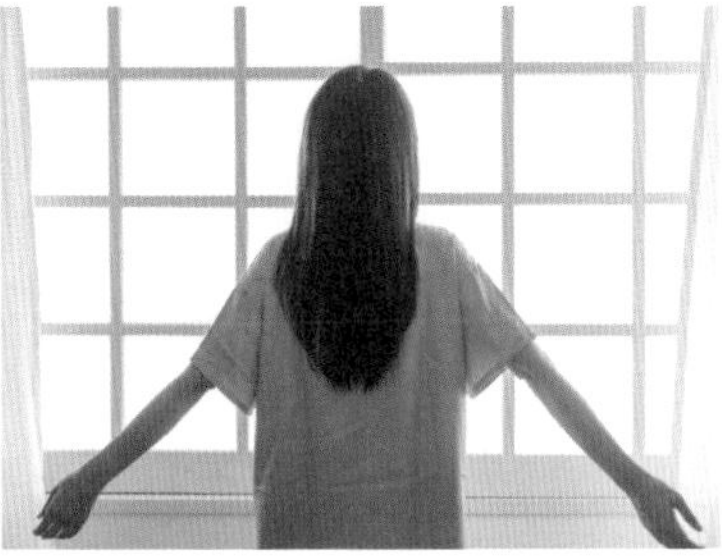

「体内時計」(28頁)をリセット! 今日、1日をさわやかに始めましょう。朝日を浴びると睡眠の質の改善にもつながります

2 30分早く起きて余裕の朝時間を過ごす

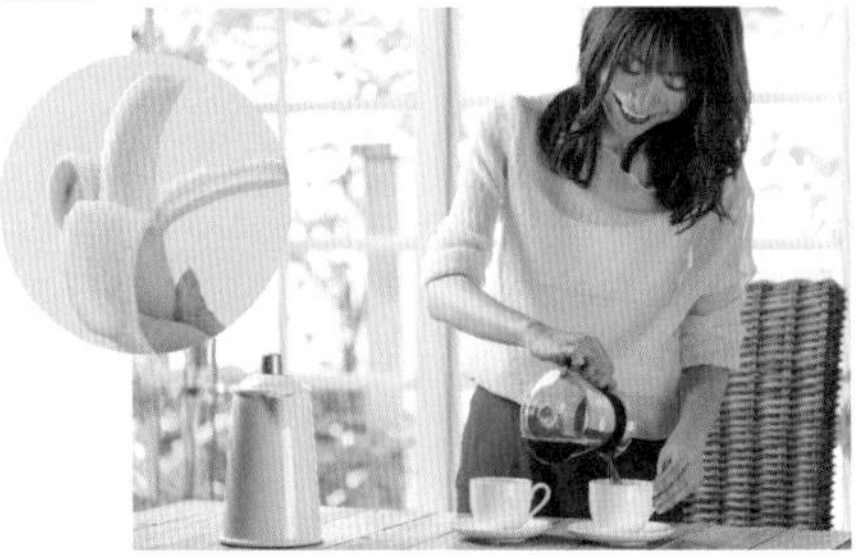

「あっ! 寝坊した!」とハッと目覚めた朝は交感神経が一気に上がり、副交感神経がガクッと下がってしまいます。そんなときはあえて「ゆっくり歯を磨く」ことで落ち着きを取り戻しましょう! 朝食はバナナ1本でもいいので、食べましょう

3 トイレタイムをつくり、排便の習慣を身につける

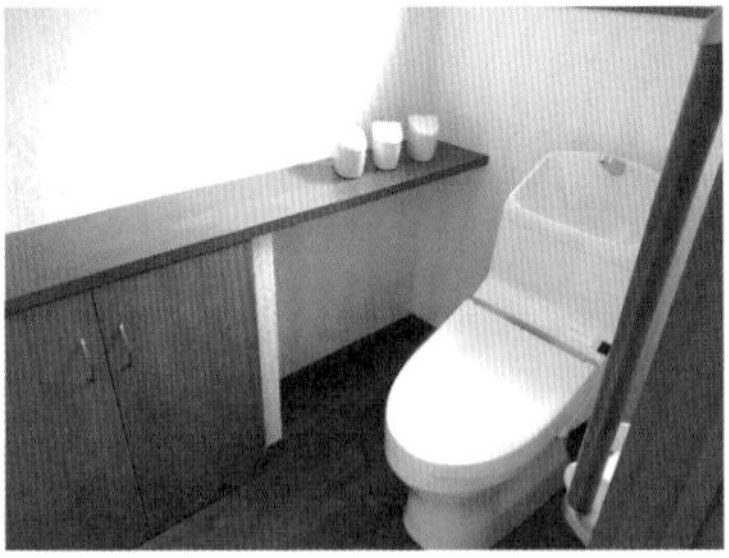

便秘気味という人は、朝食後に必ず便座に座る時間を取りましょう!

35

鏡に向かってニッコリほほ笑む

幸せホルモン「セロトニン」も分泌される！

口角《こうかく》を上げてニッコリほほ笑むと、副交感神経の数値が上がることが、実験で証明されています。

特に、朝の自律神経バランスは、その日一日を左右しますから、**朝に笑顔になることが、一日のパフォーマンスを上げるのに役立ちます**。イライラしたり、慌ただしい朝ほど、ニッコリ笑顔！これを習慣づけましょう。私は、朝だけでなく、出かける前や人と会う前などに鏡に向かって笑顔をつくることを習慣にしています。笑うことによって、**幸せホルモンの「セロトニン」が分泌され、ストレスが軽減される**こともわかっています。

口角をグイッと上げるだけでもOK！

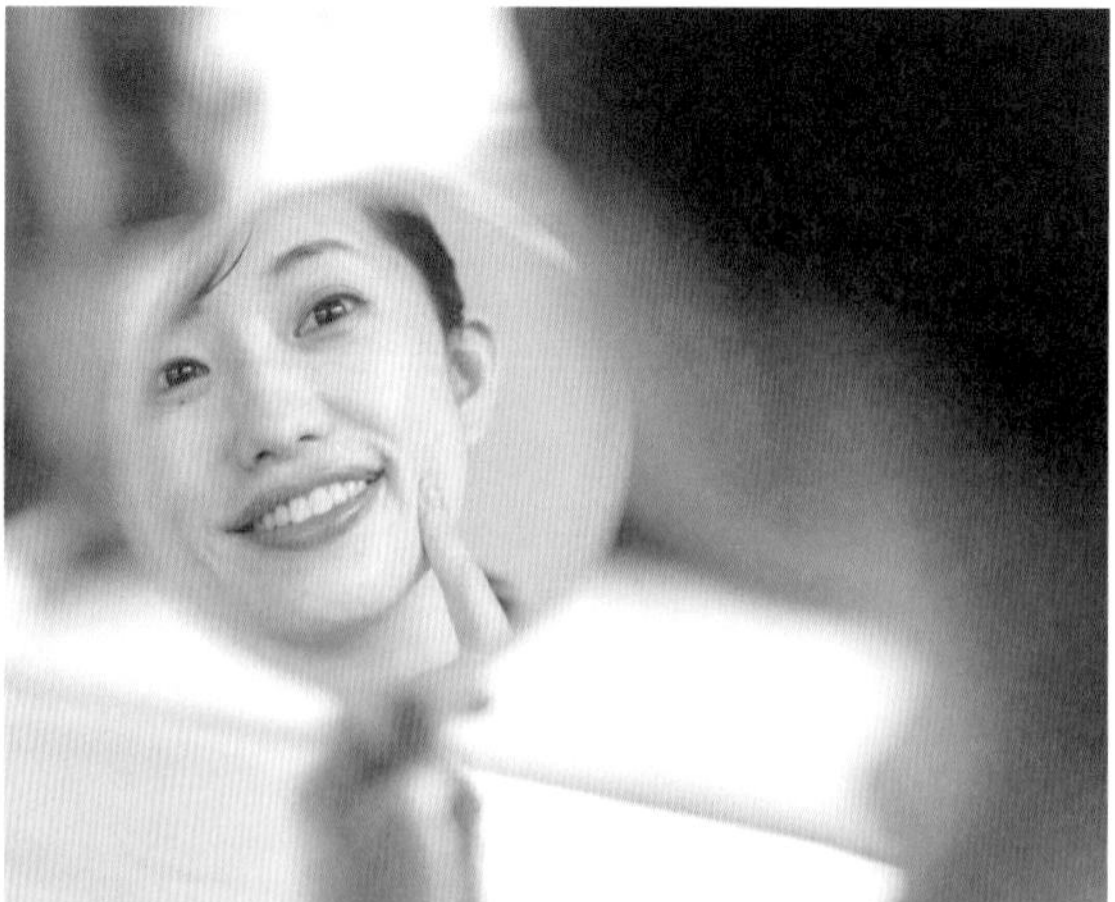

笑顔になると免疫を高めるナチュラルキラー細胞の数も増える！　がんの予防にも

36

「朝、1杯の水を飲む」だけで健康でいられる

朝一番の胃腸の刺激は、便秘解消にも役立つ！

胃腸の働きは副交感神経が司っています。言い換えれば、**胃腸を動かせば副交感神経がアップする**ということ。そこでおすすめなのが、朝起きたらまずコップ1杯の水を飲むことです。副交感神経優位から交感神経優位に切り替わる朝一番に胃腸を刺激することで、副交感神経が下がり過ぎるのを防げます。**朝一番の胃腸刺激は、便意の誘発にも役立ちます。**便秘の改善も期待できます。

また、緊張したとき、落ち込んだとき、怒りを覚えたとき……水をひと口飲むだけで、気持ちに余裕ができるはずです。おすすめです。

水を飲むと胃も腸も動き出す！

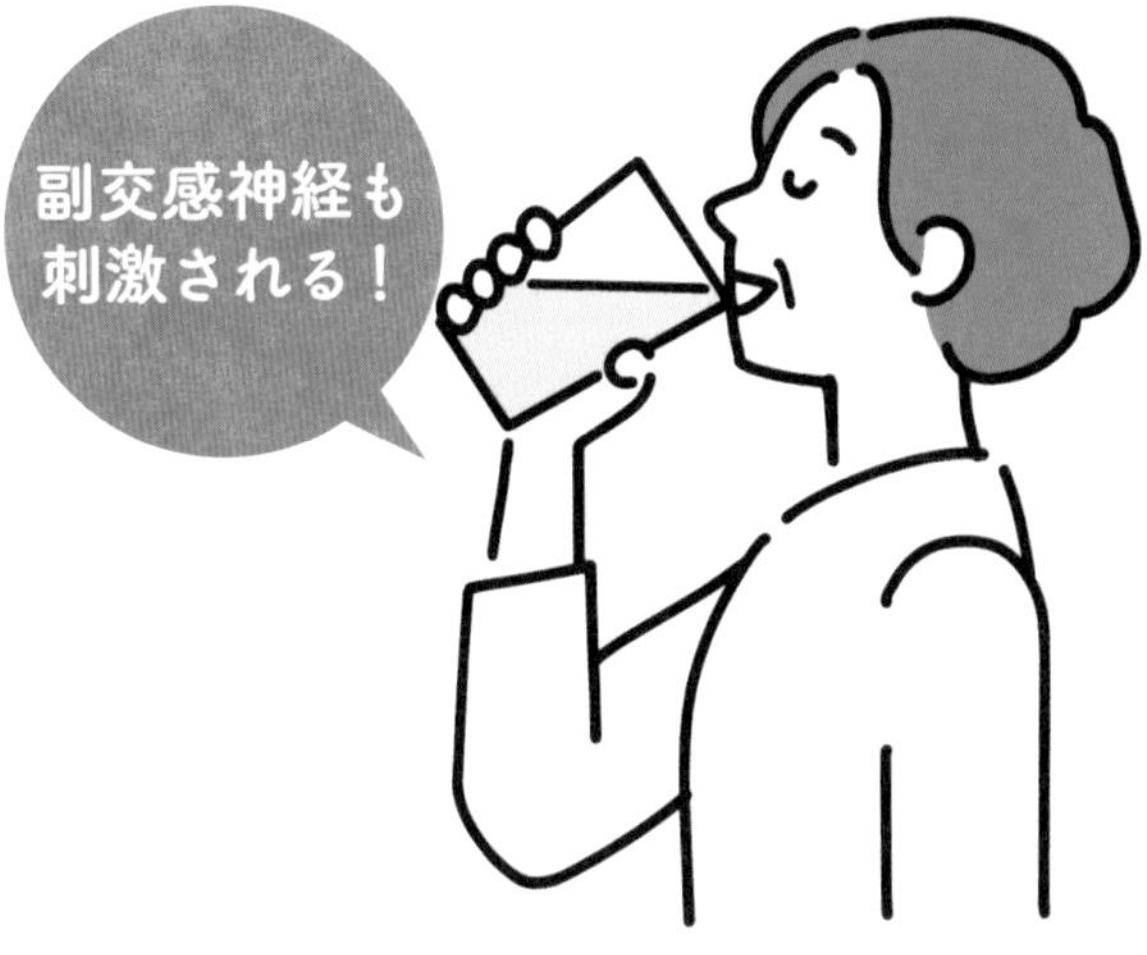

コップ1杯（200～250ml）の水を一気に飲むのがポイント！

37 やっぱり、「一日三食」が基本

◎「一定のリズムでよく噛む」ことも自律神経を整える

自律神経を整えるためにはやはり、「一日三食」をおすすめします。胃腸と副交感神経は密接な関係にあります。ですから、**一食抜いたり、ドカ食いしたりといった食生活の乱れは、自律神経の乱れに直結します。**

◎腸を動かす朝食の秘訣

バナナ1本、野菜ジュース1杯でもかまいませんから、必ず朝食を取るよう心がけましょう。**どうしても食べられない場合は、味噌汁や白湯、水、お茶などでもいいので口にしましょう。**腸はそれだけでも動き出します。

◎午後のパフォーマンスを上げる昼食の秘訣

昼食後、会議や授業で、居眠りしそうになった経験はありませんか？　午後の睡魔も、自律神経と深い関係があります。食前や食事タイム前半は交感神経が優位ですが、昼食によって胃腸が動くことで、一時的に胃腸を司る副交感神経優位のバランスに切り替わります。この切り替わりが急激なほど、激しい睡魔に襲われるのです。この睡魔は、食べ方を変えるだけで緩和することができます。**まずは食事前に水を1杯飲む。そしてゆっくり食べること。**あらかじめ胃腸を刺激しておけば、食前から副交感神経はじわじわと上がり始めます。また、**リズムよく噛んで食べることで、副交感神経の上昇スピードはゆるやかに**。この2つを心がけることで、副交感神経への急激な切り替えを防ぐことができ、午後の睡魔を撃退できます。

◎睡眠の質を上げる夕食の秘訣

食べた直後は一時的に副交感神経が高まるものの、その後またすぐに交感神経が優位な状態に戻ってしまいます。完全に副交感神経が優位な状態にシフトチェンジするまでに、3時間は必要です。交感神経が優位なまま眠りにつくと、質のいい睡眠を取ることができません。また、腸が食べたものを消化するのに3時間は必要です。**寝る3時間前までに夕食を終え、その後の夜食は控えましょう。**どうしても食べるのが遅くなってしまう場合は、なるべく消化がいいものを選びましょう。

食事は一定のリズムでよく噛むことが大切！

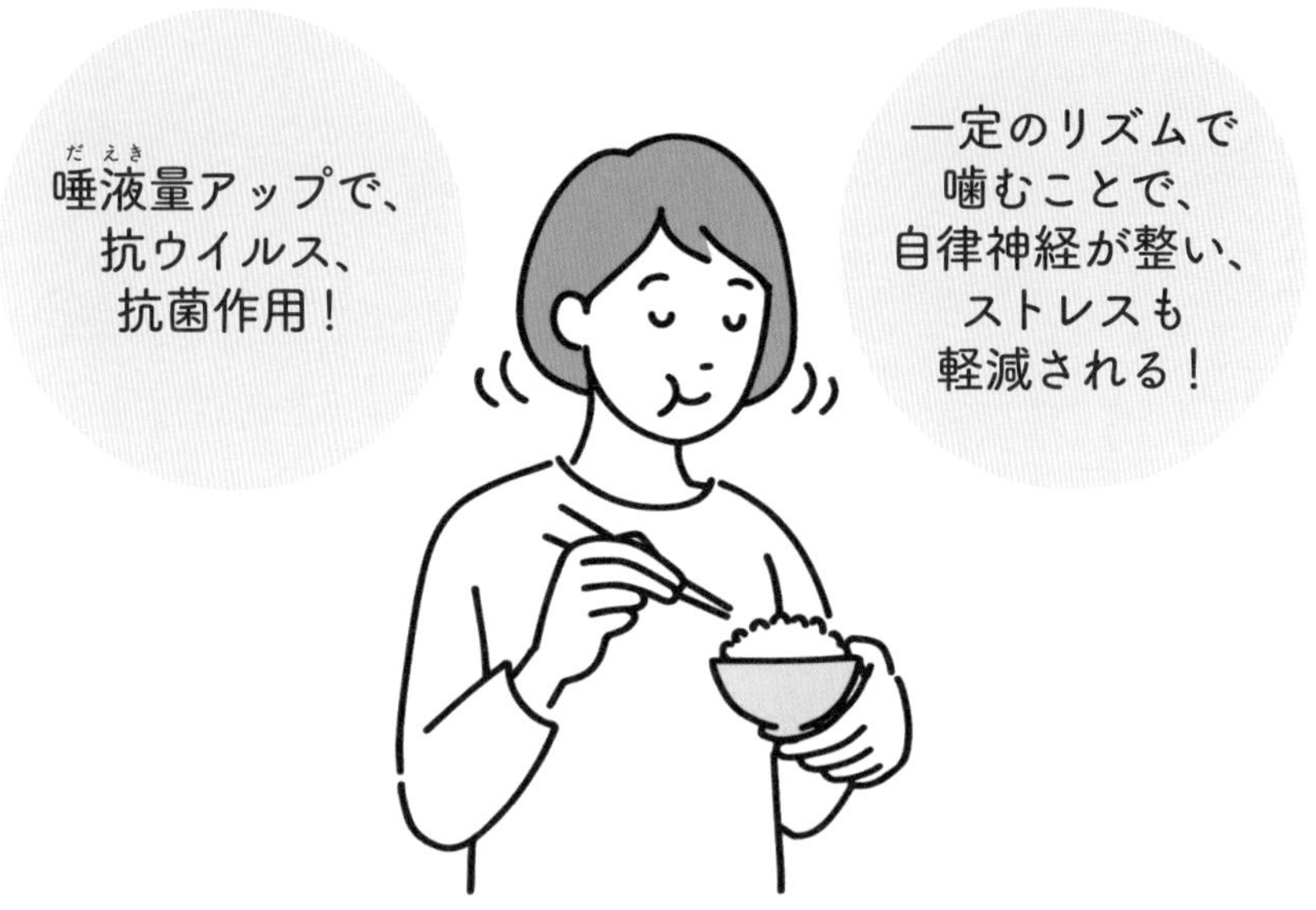
唾液《だえき》量アップで、抗ウイルス、抗菌作用！
一定のリズムで噛むことで、自律神経が整い、ストレスも軽減される！

38 腸内環境を整える食事

不溶性食物繊維と水溶性食物繊維

腸を健康に保つには、**「食物繊維」**と**「発酵食品」**がおすすめです。

食物繊維は大きく分けて、①**水に溶けない「不溶性食物繊維」**と②**水に溶けてゲル状になる「水溶性食物繊維」**があります。

不溶性食物繊維は腸を刺激して、ぜん動運動を活発にしてくれます。ただし、取り過ぎるとお腹が張って苦しくなってしまいます。便秘の原因にもなりますので注意しましょう。

水溶性食物繊維は、ゲル状になるという特性から、便に適度な水分を与えてやわらかくするので、**腸内の老廃物をスムーズに排泄する手助けをしてくれます**。また、善玉菌のエサとなり、善玉菌と悪玉菌が共存する腸内環境のバランスを整えてくれます。慢性的に便秘に悩まされている人は、**不溶性食物繊維と水溶性食物繊維を「2：8の割合」**で取ることを意識してみましょう。

発酵食品は、腸内では善玉菌のエサとなって活性化させる効果も望めるので、積極的に食べましょう。特に**納豆**がおすすめです。納豆菌は胃酸にも負けず、生きたまま腸に届きます。その他には、**味噌やヨーグルト、チーズ、キムチ**など。

食物繊維を多く含む食品の例

不溶性食物繊維を多く含む食品

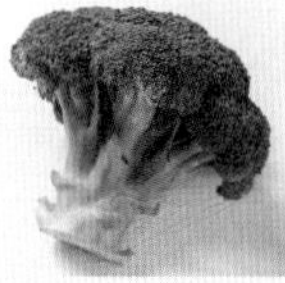
ブロッコリー

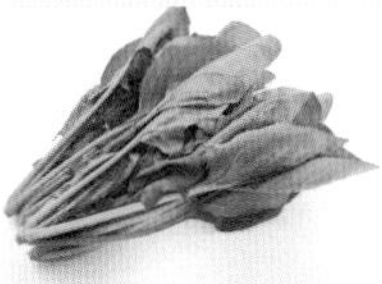
ホウレンソウ

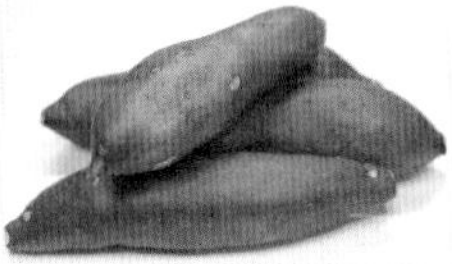
イモ類

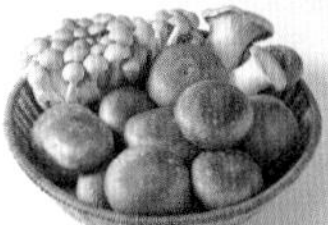
キノコ類

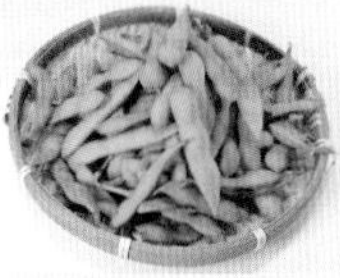
豆類 ……etc.

水溶性食物繊維を多く含む食品

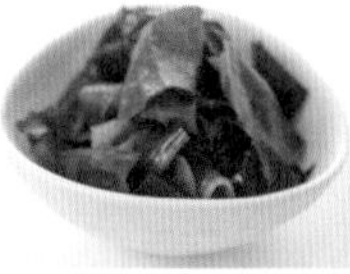
海藻類

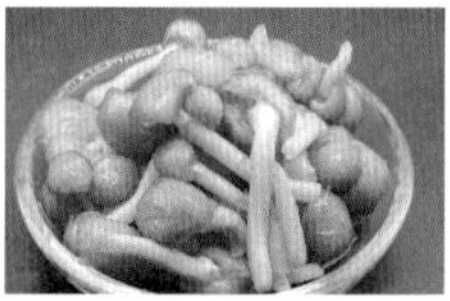
ナメコ

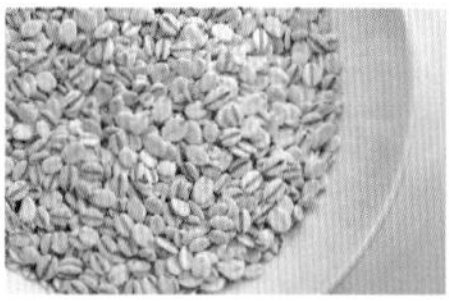
大麦

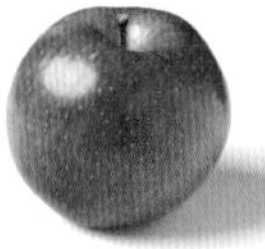
熟したフルーツ

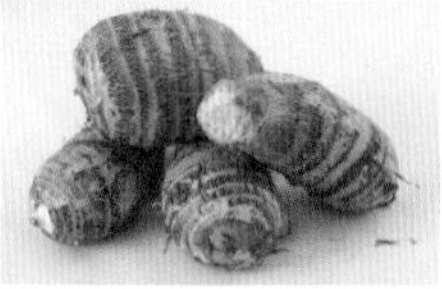
里芋 ……etc.

両方を多く含む食品

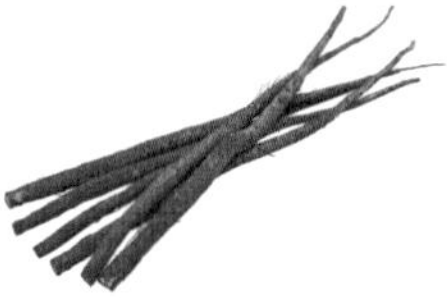
ゴボウ

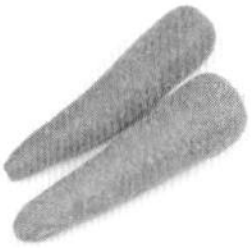
ニンジン

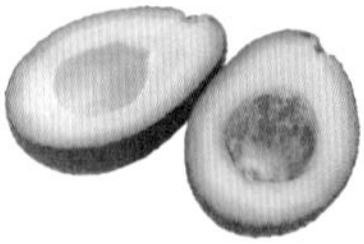
アボカド

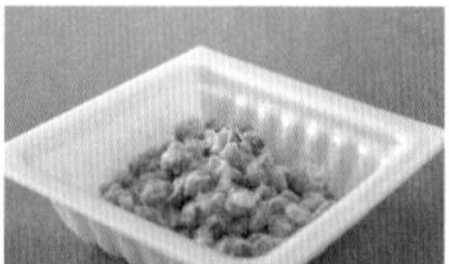
納豆

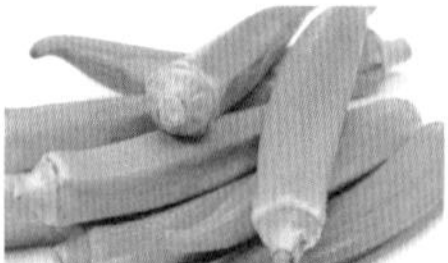
オクラ ……etc.

39 オフィスで座りながらできる「自律神経リセット」

すき間時間に交感神経の上がり過ぎをストップ！

くり返しになりますが、自律神経のバランスは、一日のなかで変化していきます。このリズムに注目して、その時間帯の体にピッタリのスケジュールを組めば、仕事も家事も、効率がグンとアップします。

効率のいいスケジュールを組み、ゆったりと物事に取り組む。これを目指すのが、自律神経にとっては何より大切なことです。

その一方で、私たち現代人は、時間に追われて、あせりながら生活しているというのも事実です。

これは、常に交感神経だけが上がり過ぎた、いっぱいいっぱいの状態といえます。

くずれた自律神経バランスでことにあたっても、「あせるばかりで全然進まない」「イライラして他人に当たってしまった」など、うまくいかないもの。

やはり、日中も、**交感神経の上がり過ぎを防いで、要所、要所で副交感神経を上げていくことが不可欠**なのです。自律神経のバランスが正しく保たれれば、集中して物事に取り組むことができ、より高いパフォーマンスを発揮できるでしょう。

ここではオフィスでこっそりできる自律神経リセット法を4つご紹介します。

手首を交差させて「上体伸ばし」

手首を交差させてロック。ゆっくりと4拍カウントしながら、グーッと伸び上がりましょう。この間息を吸い、肩甲骨が上がっているのを感じること。5拍めで息をフッと吐き、一気に脱力！

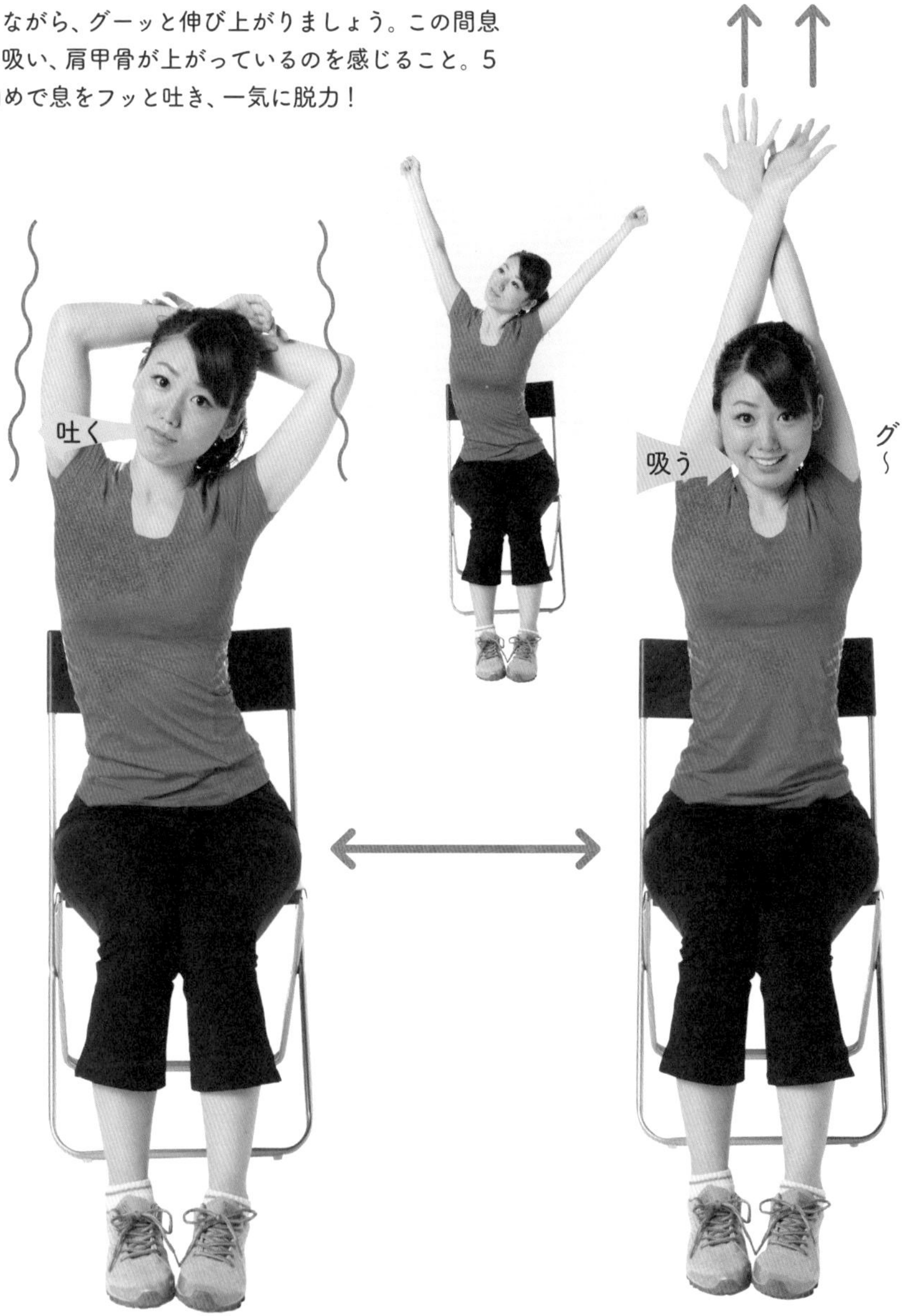

親指、人さし指、小指を立てて「腕伸ばし」

左手で右手首を手の甲側から軽くつかみ、右腕を後ろへ引いて、左腕を伸ばします。クックッと10回小刻みに右腕を後ろへ引いたら、左右を替えて同様に行ないましょう。

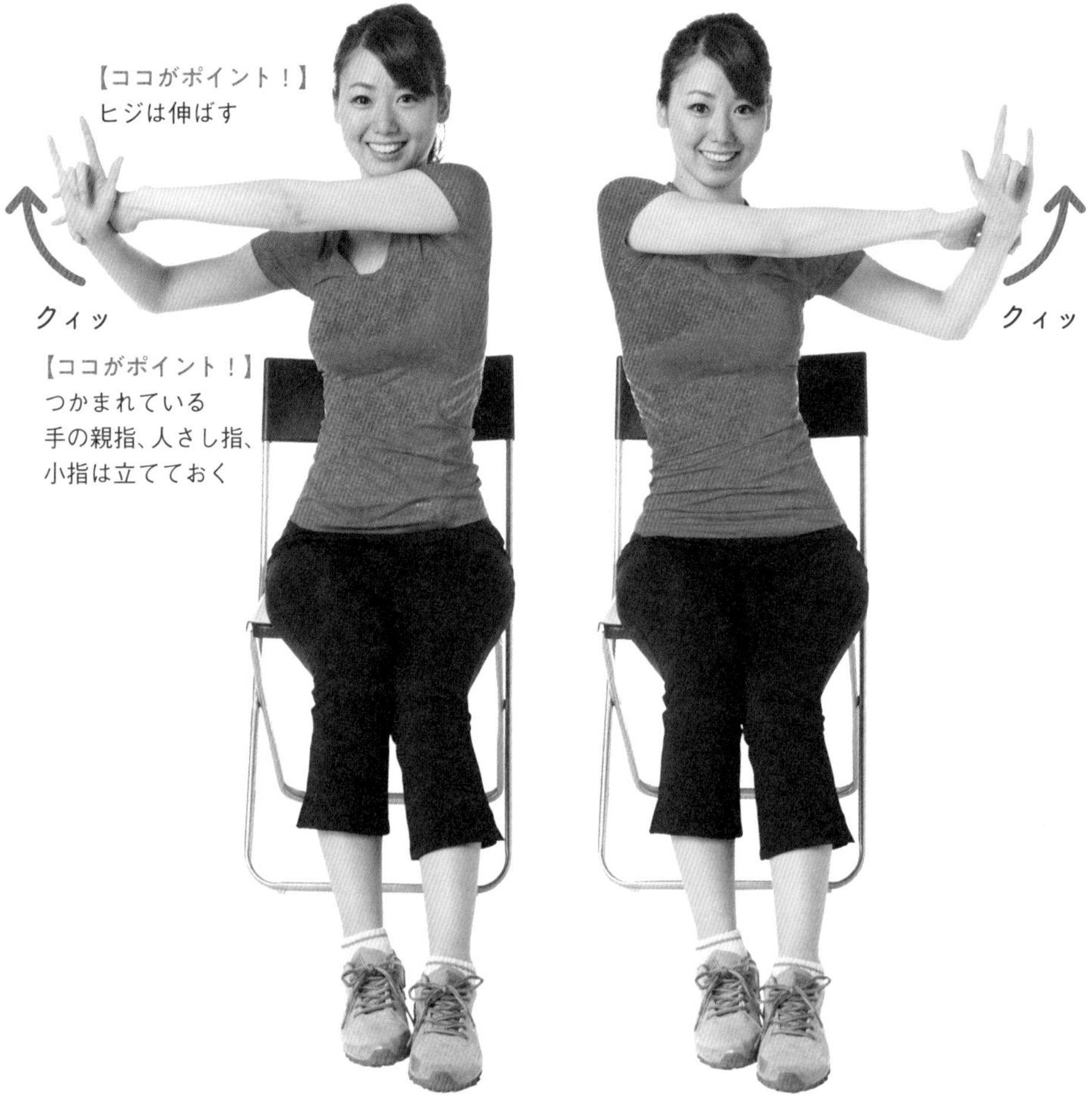
【ココがポイント！】
ヒジは伸ばす
クィッ
【ココがポイント！】
つかまれている
手の親指、人さし指、
小指は立てておく
クィッ

足を浮かせて「足首回し」

左足の足先を、右手でつかんでクルクル回します。くるぶしの内側と外側を左手の親指と小指で支え、足を浮かせたまま行なうこと。股関節がゆるむのを感じましょう。

【ココがポイント！】
足を浮かせる

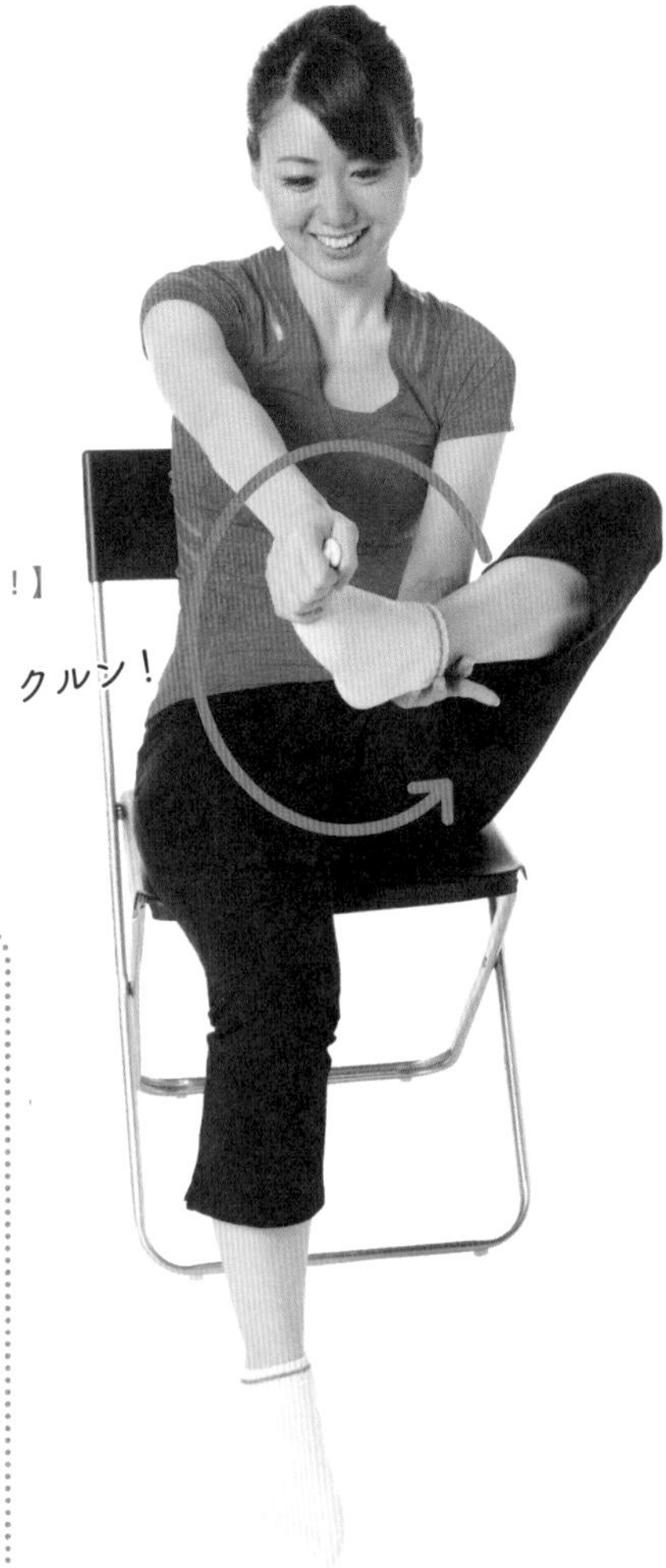

ツボ刺激

全身の副交感神経を高めてくれる外関《がいかん》というツボを刺激するのもおすすめ。座って息を吐きながら、「イタ気持ちいい」と感じる強さで押しましょう。外関の位置は、手の甲側の、手首から指3本分ほど上がったところ。

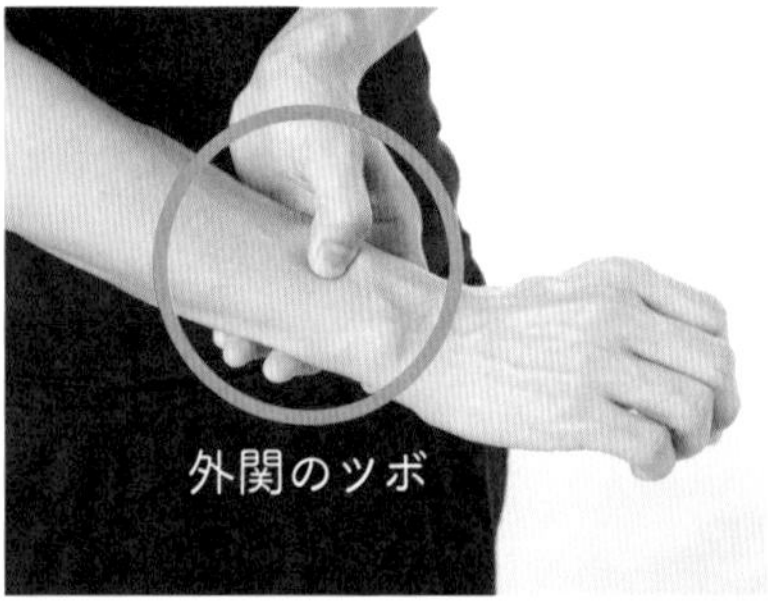

40 スケジュールにメリハリをつける

午前中はメールチェックもしなくていい！

生活リズムを整えて、体内時計をきちんと働かせるコツは、**スケジュールにメリハリをつけること**。本やテレビ、インターネットは時間を決めて楽しむ、「ながら行動」をやめるといったことを心がけ、時間に区切りをつけましょう。

また、一日に30分はお楽しみに使う自由時間をもうける、週に一度は残業せずに早く帰るなど、**「自分の時間」を意識的につくる**のもおすすめです。ダラダラと過ごす時間が減り、どの時間も充実度満点に。楽しく生活リズムを整えられます。

スケジュールにメリハリをつける上で、一日の時間配分は大切です。午前中は交感神経が上がっていきつつ、副交感神経も比較的高いレベルにある、自律神経バランスが最高の時間帯。**頭を使って集中する作業は、午前中に行なうのが理想。**一方、午後3時を過ぎると、体は自然と副交感神経優位のリラックスモードに切り替わります。**夕方以降は、ルーティンでこなせる仕事や、脳をフル活用しなくてもできる作業などにあてるといいでしょう。**一日の時間配分を意識すると「午前中にここまでやろう」と目標が具体的になり、集中力、生産性がアップする効果もあります。

朝は集中力が一番高いゴールデンタイム！

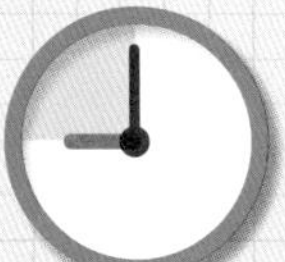

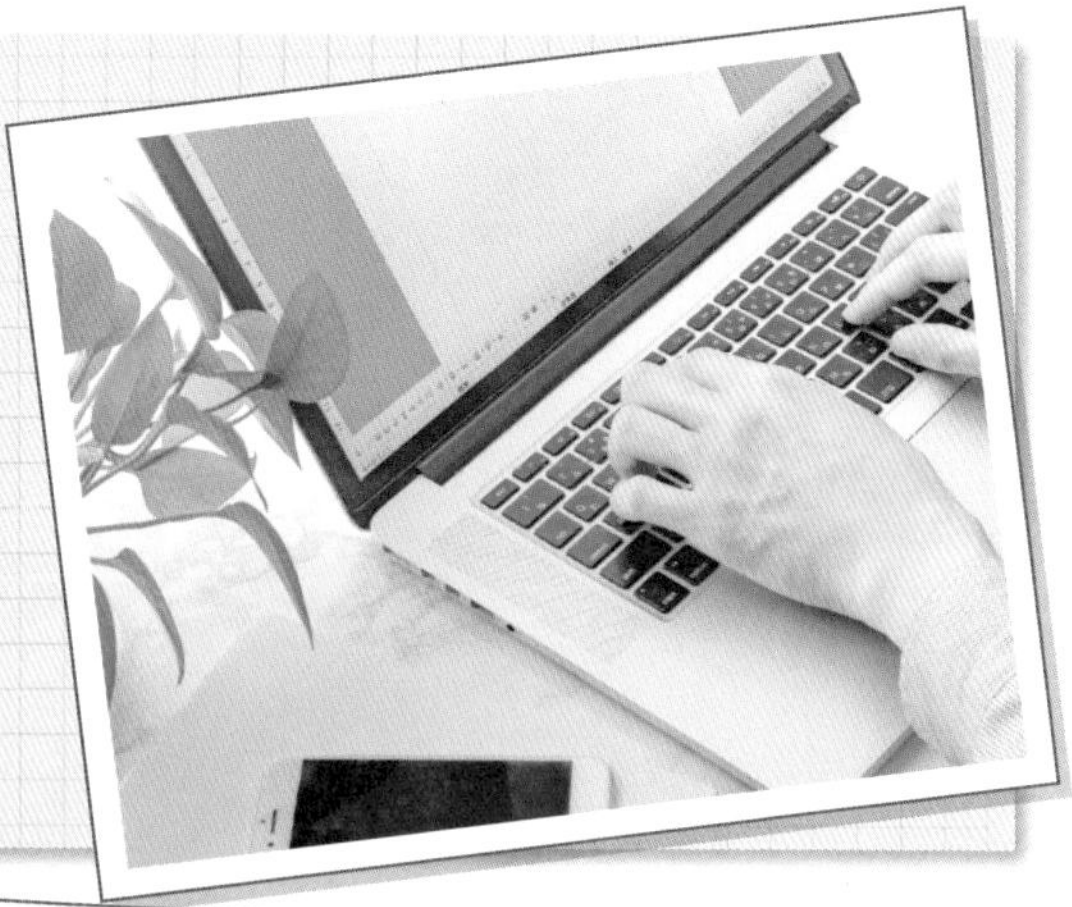

午前中は、自分にとって一番大事な仕事から始めよう！
緊急性の低いメールの返信などは後回しに！

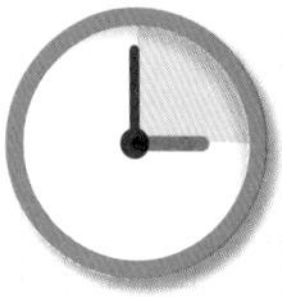

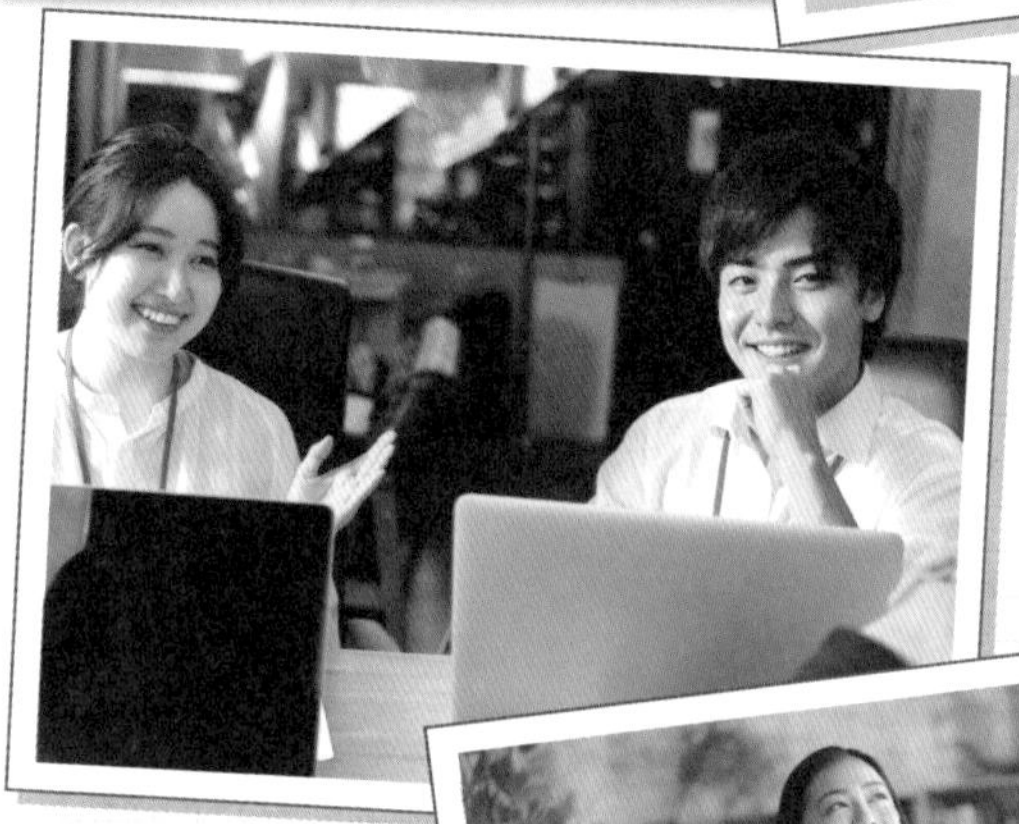

午後はミーティングや雑務の時間に。

1日30分は好きなことをする自分の時間を確保しよう！

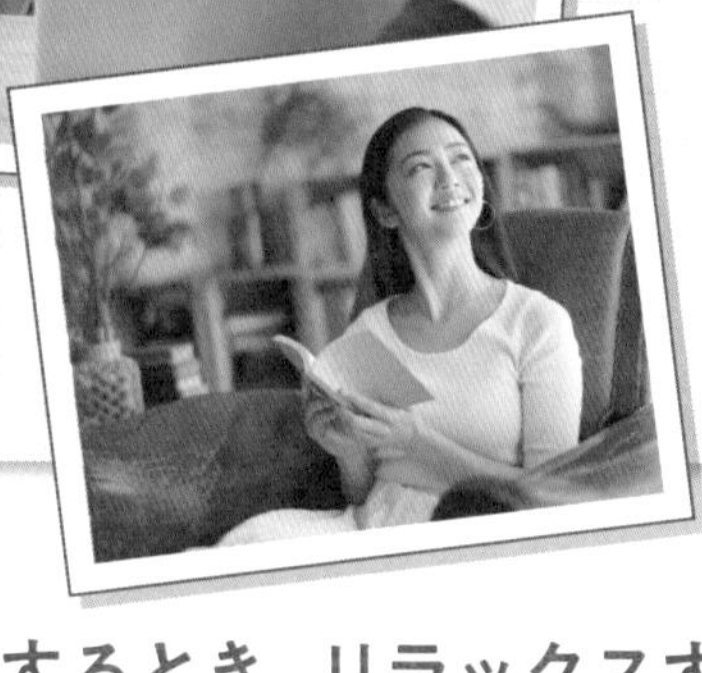

集中するとき、リラックスするときのメリハリをしっかりつけて、充実した楽しい毎日を過ごしましょう！

41 量より質の睡眠を心がける

夕方から夜の過ごし方がポイント

睡眠不足は、自律神経のバランスにとって大敵。副交感神経が上がるはずの時間帯に交感神経が上がりっぱなしになるため、副交感神経が上がりにくい体になってしまうのです。すると、眠りたくても眠れず、朝起きるのもひと苦労。昼間にボーッとして、仕事のパフォーマンスも、レベルダウンしてしまいます。

睡眠において大切なのは、量より質です。**「いかに長時間眠るか」ではなく、「いかにグッスリ眠るか」を重視してください。**

グッスリ眠るカギは、夕方から夜の過ごし方にあります。**夕食は寝る3時間前**にすましておくこと、**熱いお風呂に入らない、お酒を飲み過ぎない**など意識してみてください。また、**就寝時間の目標は夜11時。遅くとも12時まで**には寝ることを心がけましょう。週に一日は仕事を早めに切り上げて睡眠に集中する「睡眠のための日」をもうけるのもいいでしょう。強い照明やテレビ、パソコン、スマホで、寝る直前まで脳や目を刺激するのはNGです。ゆったりした音楽や、癒しを感じる香り、気持ちのいい寝具など、スムーズに入眠できる環境づくりに心を配りましょう。

スムーズに入眠するために！

就寝時間の目標は11時

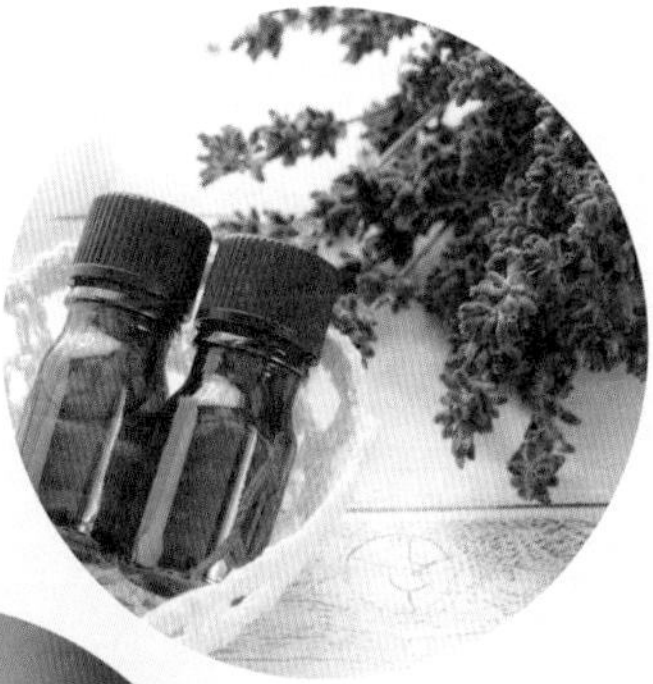

ラベンダー、
カモミールなど
リラックスできる
香りを活用

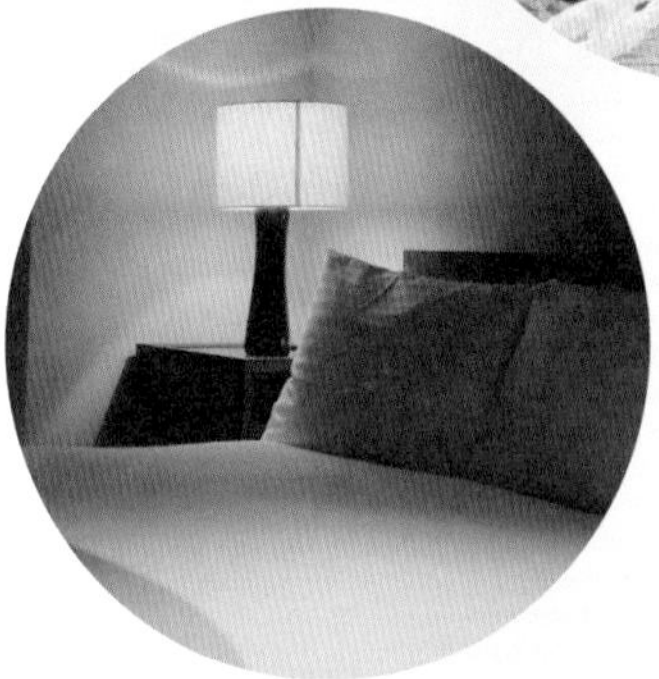

清潔で快適な寝具は
睡眠の質を高める

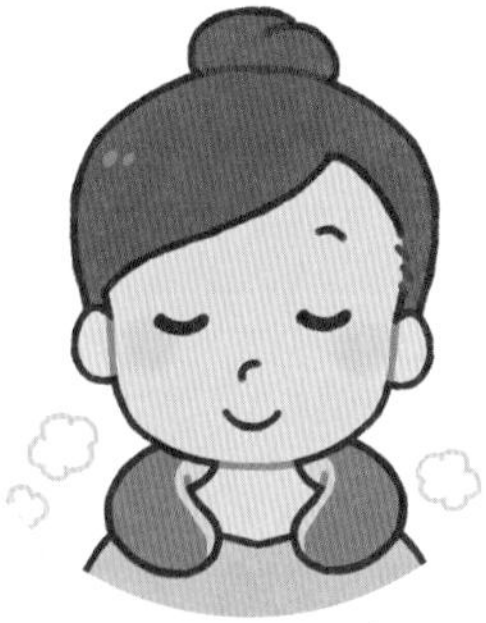

首元を温めると心身ともに
リラックスできる！

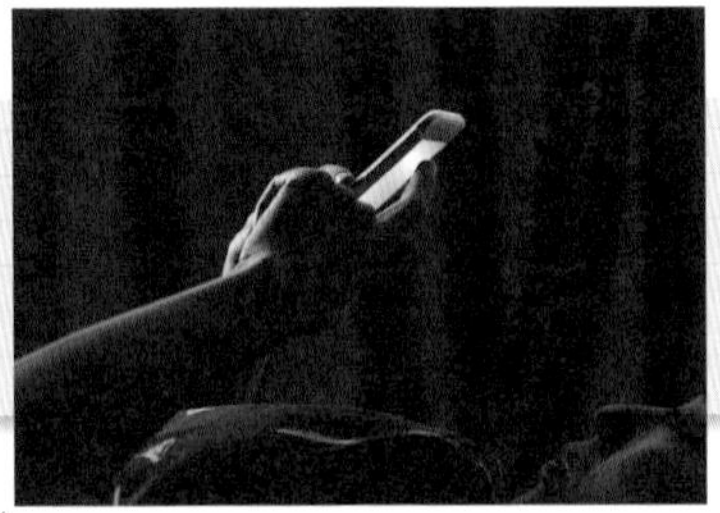

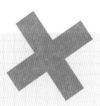

ベッドでの
スマホはNG！

42 デスクワーク中心の人は「夜の運動」がおすすめ

リズミカルに一定のリズムで歩く

デスクワーク中心の人には夜の運動をおすすめします。座りっぱなしの人が感じる疲れは、筋肉が硬直し、血流が悪くなることによる「うっ血」が原因。**血流をよくすれば、疲れが抜けやすくなるうえ、肩こりや腰痛も軽減できます。**かといって、副交感神経を上げたい夜の時間帯に、交感神経を刺激するような、激しい運動はいけません。

おすすめはPart3で紹介した自律神経トレーニングです。また、**2キロの距離を30分程度の時間をかけて歩く、ゆったりした散歩もいいでしょう。**これだけで末梢血管が開き、眠りの質がグンとよくなります。朝に運動しようとしても挫折しがちですが、夜なら続けやすいというメリットもあります。

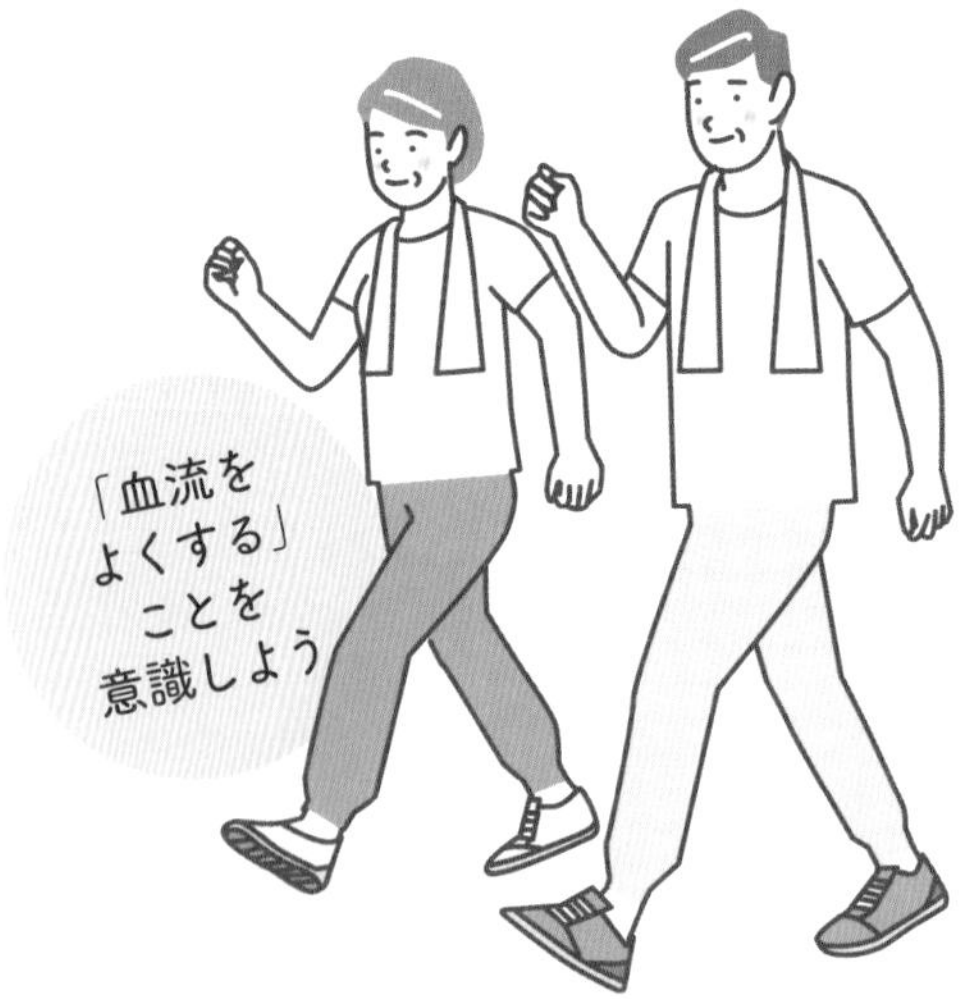

視線は下げずに、まっすぐに前を向いて歩く。できれば20〜30分休まずに続けて歩こう

43

深酒はNG！血管が傷つく原因にも

必ず「同量の水」を飲むようにしましょう

リラックスをもたらしそうなアルコールですが、じつは逆。交感神経を高ぶらせる興奮剤です。**交感神経が高まって血管が収縮します。**特に寝る前に飲む寝酒は睡眠の質を低下させます。

また、アルコールの分解に体内の水分が使われるため、血液の濃度が濃くなります。つまり、アルコールを飲んだあとは、収縮した血管を、ドロドロの血液が通るということ。**血管が傷つくリスクも高まっている**のです。

飲み過ぎないのが一番ですが、お酒を飲むときは同量の水を飲んで脱水症状を防ぎましょう。

深酒は血管を傷つけるリスクも！

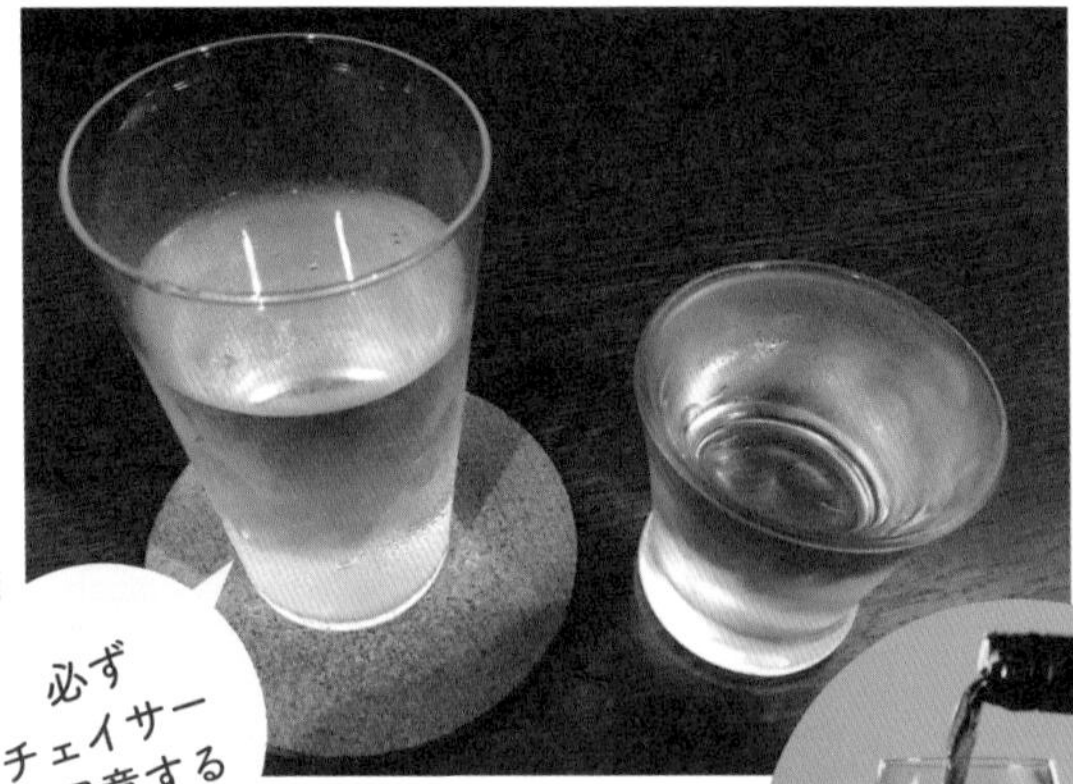

必ずチェイサーを用意する

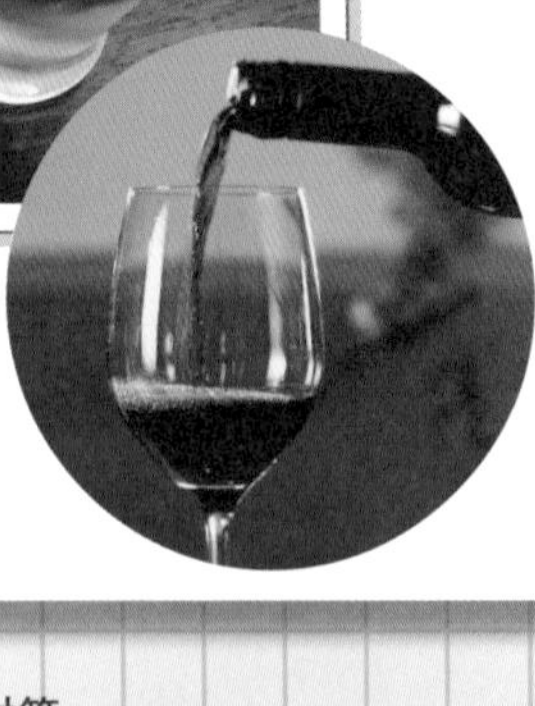

赤ワインには抗酸化作用があるのでおすすめ

44 自律神経のバランスを整える入浴のコツ

入浴後は必ずコップ１杯の水を忘れない！

適温といわれている42～43度のお風呂は、自律神経の観点で見ると熱過ぎて、交感神経を刺激してしまいます。

そこで、寝る前におすすめなのは、**39～40度のぬるめのお湯で15分程の半身浴**をすること。これで、滞った血流が改善。リラックスして自律神経も整い、スーッと入眠できるのです。冷えやむくみの解消やダイエットにも有効です。

お風呂上がりに、コップ１杯の水を飲むようにすると、入浴で失われた水分を補え、さらに血流がよくなります。

熱いお風呂は交感神経を刺激する

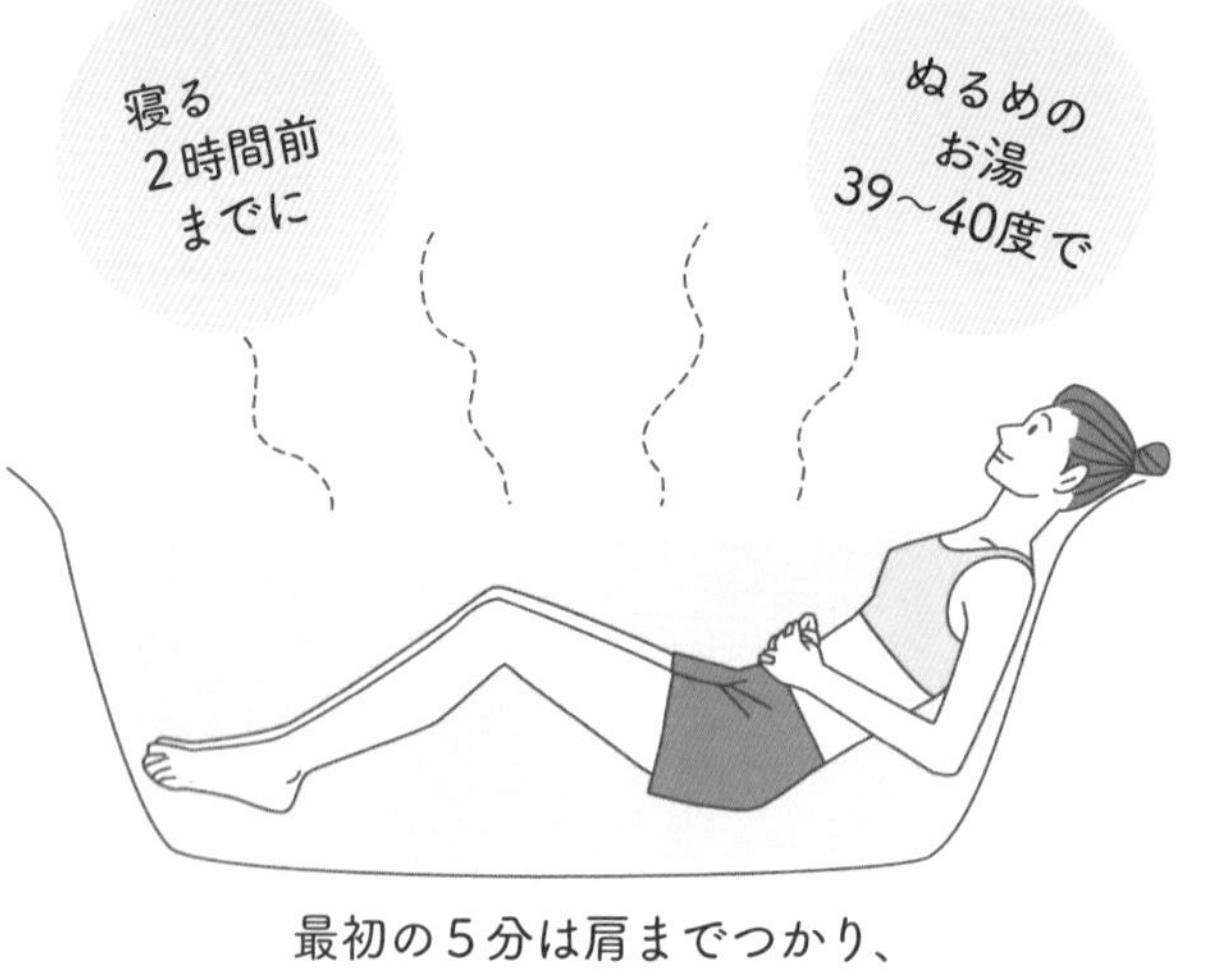
寝る
２時間前
までに
ぬるめの
お湯
39～40度で

最初の５分は肩までつかり、
その後はみぞおちあたりまでの
半身浴で10～15分

45

「あ、今、自律神経が乱れた！」というときの〝お助けグッズ〟を用意

「私は大丈夫」――この余裕が自律神経を安定させる

どんなに気をつけていても、どんな人でも、自律神経というのは必ず乱れるものです。

ですから、「あ、今、自律神経が乱れた！」というときのために、**自分なりのレスキューグッズを用意しておきましょう**。たとえば、水やお気に入りの香りや音楽、メモ帳。そして、本書で紹介した「自律神経トレーニング」も役立つでしょう。

まさに「備えあれば憂いなし」です。その「備え」があなたの「余裕」となって、ちょっとやそっとでは自律神経が乱れない人、たとえ乱れてもすぐにリカバリーできる人にしてくれます。

◎ガムを噛む

私がある企業と共同で行なった研究で、被験者に「一定時間のガムの咀嚼《そしゃく》を2週間継続」してもらったところ、「自律神経」や「気分」が改善し、さらに唾液中の免疫物質の濃度が増加しました。「ガムを噛むこと」もおすすめです！

唾液を出すことで副交感神経が活性化されます。

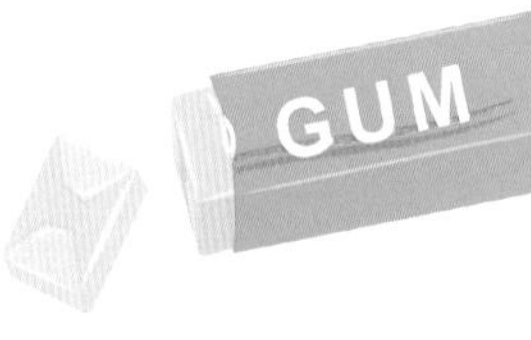

46

唱えるたびに副交感神経が上がる「魔法の言葉」！

◎心に常に「お先にどうぞ」

エスカレーターをかけ上がり、電車のドアが開けば真っ先に飛び乗る。黄色信号を見て、アクセルを踏み込む……。

そんな、常に何かにあおられているような生活では、副交感神経を上げることも、ままなりません。

そこでおすすめしたいのが、心に余裕をもたらす魔法の言葉**「アフター・ユー（お先にどうぞ）」**。

あせってイライラしたときほど、この言葉を使いましょう。唱えるたびに、副交感神経が上がり、小さな幸せを感じられるはずです。

◎満員電車は1本見送る

これまでおすすめしてきたように、**「満員電車は1本見送って次に来た電車に乗る」**くらいの余裕を持って出かけましょう！

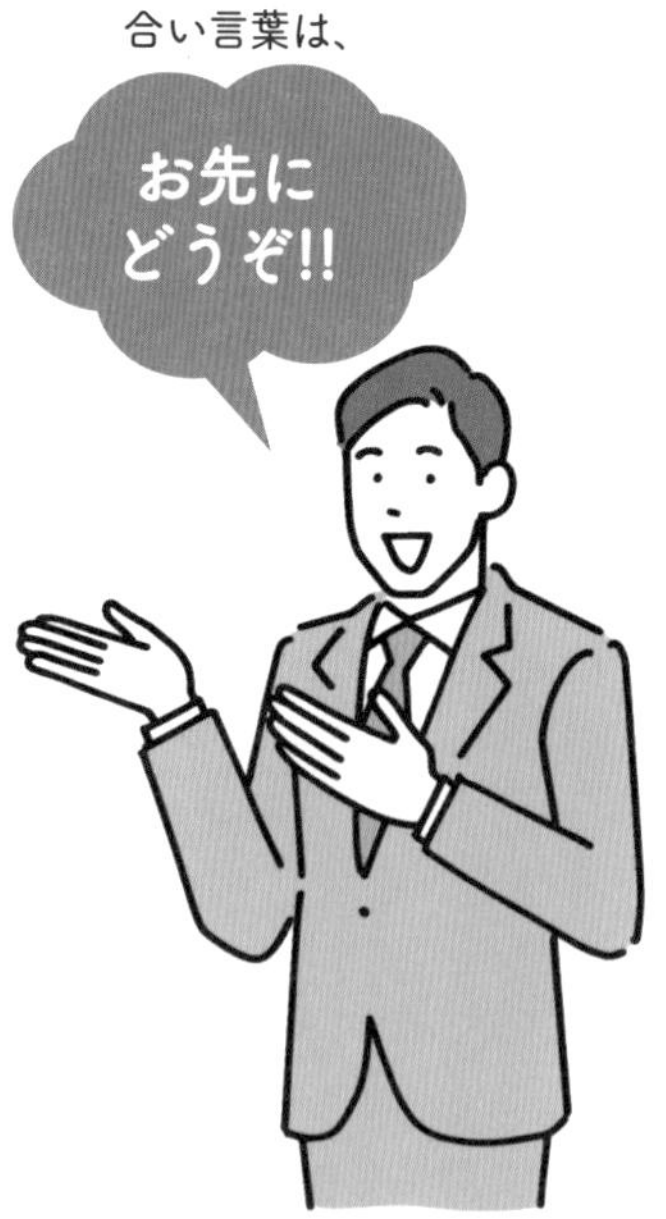

47

部屋を片づけると、心と体もスッキリ整う！

「一日1カ所、20分以上はやらない」――ゆっくり片づけのすすめ

あなたのまわりを見回してみてください。部屋はスッキリ片づいていますか？　オフィスのデスクはきちんと整頓されていますか？

実は、「ごちゃごちゃしたものを見る」だけで脳はストレスを感じ、自律神経が乱れます。そもそも、必要なものがすぐに見つからない生活はとてもストレスフルですね。

反対に、スッキリと片づいた部屋で、必要なものだけに囲まれた生活は心に余裕を生み、自律神経が整います。

心身ともによい状態をキープしたいなら、身の回りを清潔に保ち、心地よく暮らせる環境を整えることも重要です。

片づけるときもあせりは禁物です。一日で全部片づけようとしないで、たとえば、**「一日1カ所、20分以上はやらない」**などと決めて、ゆっくりゆっくりきれいにしていきましょう。これなら家事や仕事の合間にできますね。

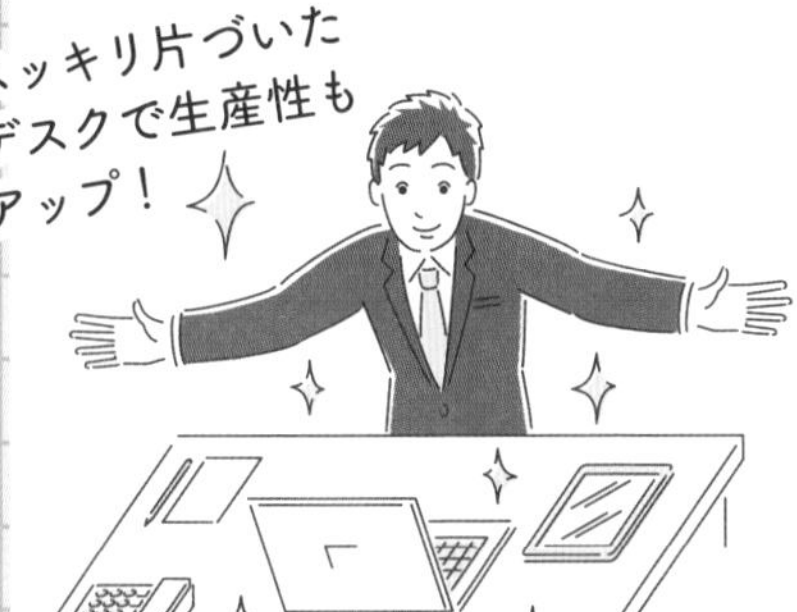

48 自律神経の大敵・ストレスと上手につき合う方法

「ストレスを増やす」と気持ちが軽くなる!?

くり返し述べてきたように、「ストレス」は自律神経の大敵です。しかし、残念ながらストレスを避けて生きていくことはできません。

さらに言えば、もし本当にストレスがゼロになってしまったら、その人は心と体のハリを失って、気力も体力もなくなってしまいます。実は、「ストレス」自体は悪いものではありません。**「適度な刺激＝ストレス」は、自律神経のバランスを整え、その人の生きる力をより高めるために必要不可欠なもの**なのです。

重要なのは、過度なストレスを上手にリセットすること。ここでは簡単にできるストレスリセット法をご紹介しましょう。

①ストレスを増やす

ストレスを軽くする一番手っ取り早い方法は、**「小さなストレスをたくさんつくる」**こと。

たとえば仕事の人間関係など大きな悩みがストレスになっているとき、今あなたがちょっとストレスだと感じているものを無理にでも9個足してみましょう。「最近太った」「忙しい」「面白いことがない」などなんでもいいのです。

すると、あんなに重くのしかかっていた最初の

1個が「あれ、そうでもないかも」と思えてくるはずです。

②紙に書き出す

ストレスに思っていることを思い切って書き出してみましょう。書き出してみると、「案外大したことなかった」と思えたり、解決方法が見つかったりするものです。**ただ書くだけでも気持ちはスッキリします。**

③三行日記を書く

ミスを引きずってなかなか眠れないというのは、精神的にも、自律神経にもダメージが大きいもの。

そこで、**「①その日一番失敗したこと、②その日一番感動したこと・嬉しかったこと、③明日の目標」**の3つだけを書く、短い日記をつけてみましょう。

心に残ったもやもやも、文字に書くことで消化でき、自律神経が安定した状態で一日を終えることができます。

また、感動したことや嬉しかったことを書くと、明るい気持ちで眠りにつけるでしょう。

目標を立てるのは、ゴールを明確にするためです。たどり着く場所が見えれば、やるべきことがわかり、心に余裕が生まれます。その余裕が、安眠につながっていくのです。

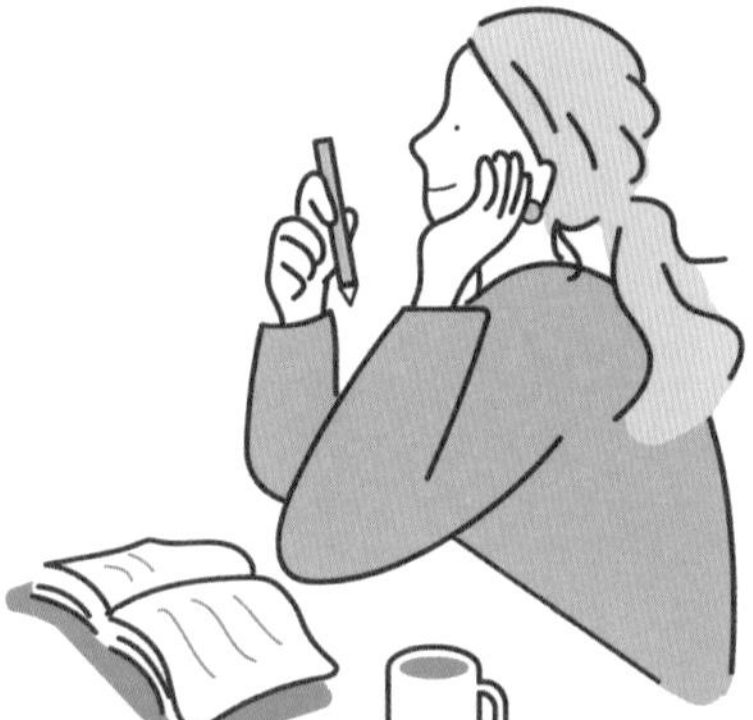

「書くこと」は、悩みやストレス解消に役立つ

本書は、学研パブリッシング（現・Gakken）より刊行された『便秘・ダイエット・不眠・ストレスに効く!! セル・エクササイズ』を、三笠書房にて文庫化した『世界一美しくやせる自律神経トレーニング』を図解化にあたり加筆・改筆・再編集の上、改題したものです。

図解《ずかい》でわかる!
「自律神経《じりつしんけい》」でやせる! 若返《わかがえ》る! ストレスに強《つよ》くなる!

著　者——小林弘幸（こばやし・ひろゆき）
監修者——末武信宏（すえたけ・のぶひろ）
発行者——押鐘太陽
発行所——株式会社三笠書房
〒102-0072 東京都千代田区飯田橋3-3-1
電話：(03)5226-5734（営業部）
：(03)5226-5731（編集部）
https://www.mikasashobo.co.jp
印　刷——誠宏印刷
製　本——若林製本工場

編集責任者　本田裕子
ISBN978-4-8379-2916-1 C0030